A Monsieur le Docteur BROCQ

MÉDECIN DE L'HOPITAL SAINT-LOUIS

En témoignage de ma profonde et respectueuse gratitude.

H. P.

LES SYPHILIS LATENTES

ÉTUDES CLINIQUES

Mémoire honoré d'une Mention par l'Académie de Médecine

(Concours du prix Ricord 1913.)

LES
SYPHILIS LATENTES

Études cliniques

PAR

LE DOCTEUR HENRI PIED

*Verum animo satis hæc vestigia parva sagaci
Sunt, per quæ possis cognoscere cetera tute.*

LUCRÈCE.

PARIS

A. MALOINE, Éditeur

25-27, Rue de l'École-de-Médecine, 25-27

1914

INTRODUCTION

Nous présentons ici un travail personnel basé sur l'observation.

Ce travail comprend l'exposé d'un certain nombre de cas de syphilis latente et des remarques que ne peuvent manquer de faire naître dans l'esprit du clinicien les formes singulières que revêt souvent l'infection syphilitique.

Chacun des cas cités représente le terme d'une série de recherches cliniques confirmées par l'épreuve thérapeutique qui, dans cet ordre de faits, conserve à l'heure où nous écrivons, toute sa valeur.

Exerçant la médecine depuis plus de dix ans, nous nous sommes souvent trouvé en présence de cas pathologiques dont l'étiologie ne pouvait être déterminée, de faits dont l'interprétation était des plus difficiles, de formes morbides sur lesquelles la thérapeutique symptomatique elle-même que le médecin doit employer souvent, faute de mieux, n'avait aucun effet.

Habitué par notre éducation antérieure à penser à la syphilis, nous l'avons recherchée et nous avons pu dénouer ainsi des situations inextricables et éclairer plus d'une histoire obscure.

C'est dans la pensée d'être utile à nos collègues praticiens que nous avons réuni dans ce mémoire les cas les plus marquants recueillis par nous dans une clientèle rurale. Avec les seuls moyens cliniques, nous avons fréquemment dépisté la syphilis dans les maladies les plus diverses des organes les plus variés.

Nous soignions chez un sujet une maladie d'étiologie impossible à déterminer ; les médications habituellement en usage n'agissaient pas ; nous nous repétions le mot de Ricord : « Cela ne va pas ; la syphilis est peut-être derrière. »

En reprenant l'examen du malade nous trouvions soit des vestiges légers d'une infection spécifique ancienne, soit certains traits pouvant nous faire penser à une hérédité morbide spéciale, soit des lésions comme la leucoplasie, le lichen plan, le psoriasis, indifférentes en elles-mêmes, mais dont les rapports avec la syphilis sont aujourd'hui connus. Ou bien, nous nous trouvions en présence de grosses lésions dont l'origine infectieuse ne pouvait être mise en doute, et ne découvrant rien dans le passé du malade, nous pensions tout naturellement à l'infection qui peut le mieux passer inaperçue, l'infection syphilitique.

Dans les faits que nous soumettons ici au jugement de l'Académie, nous avons vu la syphilis revêtir un grand nombre de formes morbides, et emprunter l'aspect des maladies les plus vulgaires derrière lesquelles, en général, on ne songe pas à la chercher.

Psoriasis guttata symétrique des deux membres supérieurs, guéri par le traitement spécifique chez un malade très probablement ancien syphilitique.

L'observation que nous rapportons ici nous paraît mériter d'être classée parmi les faits, encore peu nombreux, mais incontestables qui démontrent l'action du traitement hydrargyrique sur le psoriasis.

Au mois d'avril 1903, M. le Dr Biron nous envoya auprès d'un de ses clients, M. G..., qu'il nous dit atteint de psoriasis rebelle, résistant depuis des mois à tout traitement.

Cet homme, âgé de 46 ans, présentait du psoriasis guttata symétrique des deux membres supérieurs. En apparence, rien ne distinguait les lésions qu'il présentait du psoriasis vulgaire : les gouttes offraient même après grattage progressif le piqueté hémorragique caractéristique.

Il présentait une leucoplasie linguale et buccale des plus nettes.

Le malade niait énergiquement la syphilis et même toute maladie antérieure.

Ce qui nous fit songer chez lui à la possibilité de la spécificité, ce fut surtout et avant tout l'état leucoplasique de la muqueuse buccale, puis la résistance de l'éruption au traitement classique du psoriasis.

Nous fîmes à ce malade une série de quinze injections de cacodylate iodohydrargyrique. Dès la huitième, les lésions avaient disparu presque en totalité ; à la quinzième, il n'en restait plus aucune trace, à part quelques pigmentations disséminées.

Nous exposâmes alors au malade la nécessité qu'il y aurait pour lui à se soumettre à un traitement régulier. Il refusa nettement et parut même nous garder rancune de l'avoir éclairé sur sa santé. Il ne présenta plus de psoriasis, mais succomba en quelques heures au mois d'octobre 1910 à une hémorragie cérébrale.

Nous ne pensons pas que nous ayons le droit de classer nettement le fait que nous venons de rapporter parmi les manifestations latentes de la syphilis et d'en faire une éruption syphilitique, car, au point de vue objectif, il s'agissait bien d'un psoriasis, et le malade ne présentait aucun signe d'infection récente pouvant faire croire à une syphilide papulo-squameuse, ou psoriasiforme.

Nous croyons qu'il s'est agi là vraisemblablement d'un psoriasis vrai développé sur terrain spécifique.

L'action remarquable et rapide du traitement nous a révélé la nature du terrain, nous permettant de dépister une syphilis latente.

La leucoplasie linguale coexistante, le genre de mort du malade (tué sept ans après, à 53 ans, en quelques heures par une hémorragie cérébrale) semblent confirmer cette hypothèse.

L'absence de récidive pendant le reste de la vie prouve que dans ce cas l'évolution du psoriasis était gouvernée par l'état du terrain. Elle montre aussi que quelle que soit la nature intime du psoriasis (nature encore inconnue) il faudra dans certains cas, pour guérir le malade, s'efforcer de modifier le terrain.

Comment la loi des alternances morbides nous a permis, en partant d'un eczéma vulgaire de la face chez un nourrisson, d'arriver à dépister une syphilis héréditaire, d'origine probablement paternelle.

Nous voyons pour la première fois l'enfant T..., petite fille âgée de 3 mois, le 27 mars 1912. Cette enfant est née après 10 ans de mariage. Sa naissance n'a été précédée d'aucun début de grossesse ; elle est nourrie exclusivement au sein et bien réglée. Son aspect et son poids sont normaux ; elle s'est développée régulièrement et ses premières semaines n'ont été traversées d'aucun incident. Depuis 10 jours, une éruption est apparue sur le visage, éruption tenace, prurigineuse, pour laquelle on est allé consulter le pharmacien, qui a conseillé des applications de pommade à l'oxyde de zinc.

La mère a appliqué cette pommade pendant 2 jours, puis comme l'enfant semblait pâlir et aller moins bien, elle a enlevé ce matin la pommade et me demande ce qu'il faut faire.

Sur les deux joues et sur le front se voient des placards rouge pâle, à bords irréguliers, parsemés de vésicules extrêmement fines. Sur la joue droite, les vésicules ont éclaté et le liquide exsudé s'est concrété en croûtes melliformes. L'absence de croûtes épaisses et d'infections secondaires prouve, ainsi que la mère l'affirme, que l'affection est récente. La mère prétend que les placards ont un peu pâli depuis les applications de pommade, que l'enfant boit moins bien, est moins en train. Nous conseillons de supprimer aussitôt les applications de pommade, d'empêcher l'enfant de se gratter, d'enlever les croûtes avec des applications humides à l'eau bouillie, de protéger soigneusement les lésions de la poussière au moyen d'un masque en toile fine, mais de n'appliquer aucun médicament.

Avec la reprise de l'eczéma, l'enfant retrouva son entrain et sa croissance normale. Brusquement, dans la soirée du 8 avril, l'éruption du visage disparut entièrement et l'enfant tomba dans une torpeur profonde avec pâleur extrême et accélération du pouls et de la respiration. Dès le lendemain matin, on ne trouvait plus comme traces de l'eczéma que quelques croûtes sèches déjà détachées et une bordure à peine distincte, jaune livide, dessinant encore les limites des plaques. Le ventre était très ballonné, tendu, extrêmement douloureux à la pression ; la palpation arrachait de sourds gémissements à l'enfant sans pourtant la faire sortir du coma. Les fosses iliaques étaient mates à la percussion. Enfin, remarque singulière, alors que tout le corps de l'enfant était froid, la température de la paroi abdominale était très élevée et cette chaleur locale se percevait aisément à la main.

Nous avions l'impression qu'une perforation de l'intestin ou une péritonite suraiguë s'était déclarée et avait par là même causé la disparition de l'eczéma. L'enfant était intransportable, inopérable, nous pensions qu'elle allait succomber dans la journée. Par acquit de conscience, nous conseillâmes de faire des applications de collargol sur la paroi, de réchauffer l'enfant, de lui administrer des lavements de sérum chaud.

A notre grande surprise, l'enfant était beaucoup mieux, dès le lendemain; le surlendemain, toute trace d'inflammation péritonéale avait disparu, l'eczéma avait reparu sur le visage, l'enfant reprenait fort bien le sein, et ses fonctions étaient de nouveau régulières. Il était donc manifeste que les accidents péritonéaux si graves éprouvés par l'enfant n'étaient qu'une métastase de la diathèse inconnue qui gouvernait l'eczéma du visage.

L'amélioration fut d'ailleurs de très courte durée. Le 12 avril, nous étions mandé en hâte. Dans la nuit, l'éruption avait disparu, les urines s'étaient supprimées complètement, le visage et les membres inférieurs étaient œdématiés, le bras droit pendait inerte le long du corps, tout mouvement, même le plus léger, réveillait une douleur des plus vives. Le foie et la rate étaient très volumineux. Il était facile de se rendre compte que la pseudo-paralysie était due à une augmentation de volume de l'épiphyse humérale supérieure, gonflée, douloureuse, presque décollée. L'index gauche était déformé en baïonnette; la première phalange semblait séparée de son extrémité supérieure articulaire. Lorsque l'œdème des membres inférieurs eut diminué, on se rendit compte aussi que l'articulation astragalo-scaphoïdienne était augmentée de volume et douloureuse, surtout au niveau de la tête de l'astragale.

Dès lors, la cause des accidents paraissait évidente; il n'y avait pas d'ailleurs de temps à perdre en raison de la gravité de l'état général. A cause de l'œdème, les frictions et les injections étaient impossibles! malgré l'anurie, l'enfant n'ayant pas de vomissements, nous administrâmes la liqueur de Van Swieten (40 à 60 et 80 gouttes par jour progressivement).

Le traitement eut une action des plus rapides. Dès le lendemain, les urines reparaissaient et l'enfant pouvait reprendre le sein. Le 15 avril, les mouvements commençaient à revenir dans l'épaule et le bras droits, les lésions de la première phalange de l'index gauche et du pied droit s'atténuaient rapidement. L'état général s'améliorait parallèlement.

L'enfant fut traitée jusqu'au 26 avril sans interruption avec 80, puis 60 gouttes de liqueur de Van Swieten par jour.

Le traitement fut repris le 3 mai. Le 10, la petite malade ne présentait plus aucun phénomène pathologique en dehors d'une poussée d'eczéma discrète de la face sur fond pâle, avec des bords beaucoup moins nets qu'auparavant, et d'une légère augmentation de volume de la tête de l'astragale.

Nous pûmes voir un instant le père en particulier. C'est un ancien soldat de l'armée coloniale qui a fait la campagne de Madagascar. Il présente sur la face interne de la joue droite une leucoplasie très nette de la muqueuse prolongée jusqu'à la commissure labiale.

La spécificité peut se rencontrer dans l'hérédité complexe des nourrissons atteints d'eczéma et ce n'est pas à ce titre que nous signalons ce fait observé jour par jour. Ce qui retient ici l'attention, c'est, d'une part, la gravité et la mobilité de lésions qui, à la suite d'un essai de traitement déplaçant l'eczéma facial, ont touché successivement, en huit jours, la peau, le péritoine, les reins, le tissu osseux; et, d'autre part, le rôle de remplacement que ces lésions ont joué vis-à-vis de l'eczéma.

Objectivement, il s'agissait bien d'eczéma amorphe vrai; l'ébauche de circination des plaques, la netteté des contours et le léger épaississement des bords pouvaient faire penser à une origine spécifique.

L'apparition brusque de la pseudo-paralysie de Parrot a aiguillé le diagnostic dans le sens spécificité; la réussite instantanée et durable du traitement a confirmé cette hypothèse avec une force singulière.

En somme, nous avons eu vraisemblablement affaire ici à un cas hybride : eczéma vrai développé sur fond spécifique, gouverné et entretenu par l'infection syphilitique.

LES
SYPHILIS LATENTES CARDIO-AORTIQUES

Parmi les formes morbides encore peu connues, les déterminations cardiaques de la syphilis occupent une des premières places. Bien que Ricord, Lancereaux, Virchow, Mauriac et d'autres auteurs en aient publié des cas incontestables, les classiques les signalent à peine, juste assez pour les frapper d'un pronostic désespéré.

Malgré les constatations anatomiques et cliniques publiées, les seules formes de cardiopathies syphilitiques sur lesquelles on soit à peu près d'accord aujourd'hui, comprennent une certaine forme assez vague de sclérose du cœur et certains cas de pouls lent d'origine cardiaque.

Les faits semblent prouver, cependant, que les affections cardiaques dues à la syphilis sont très riches de formes et qu'elles peuvent simuler à s'y méprendre toutes les affections organiques du cœur. Cette similitude même rend le diagnostic étiologique des plus difficiles.

Voici, à l'appui de cette opinion, trois séries de faits démonstratifs.

I

La communication récente de M. le Dʳ Ch. Fiessinger à l'Académie de Médecine (10 octobre 1911), aura, nous n'en doutons pas, un écho retentissant dans le public médical.

Suivant l'expression si vraie de M. Ch. Fiessinger « des vies humaines sont en jeu que le terme d'artério- « sclérose endort dans une inaction dangereuse » et qu'un diagnostic précis suivi d'une action énergique et rapide peut sauver.

Notre attention a été depuis longtemps attirée par ce fait que derrière nombre de maladies chroniques du cœur se cache une syphilis latente ou méconnue.

Voici deux observations qui peuvent servir à illustrer la démonstration de M. Fiessinger.

Aortite avec dilatation de la crosse de l'aorte et insuffisance aortique. Péricardite.

OBSERVATION I. — Le jeune D..., âgé de 16 ans, se présente à notre cabinet le 1er mai 1911, accompagné de ses parents.

Ces derniers ont remarqué que depuis 2 ans, il avait des battements de cœur. Trouvant sa profession de coursier-comptable trop fatigante, ils ont essayé de le faire entrer à Paris dans une grande administration. Le médecin de cette administration leur a fort sagement conseillé de faire reposer leur enfant pendant plusieurs mois. Ils sont décidés à l'envoyer passer l'été à la campagne, mais auparavant désirent que nous examinions leur enfant et que nous leur disions s'il a une maladie de cœur.

D... est un jeune homme d'une taille moyenne, assez bien conformé extérieurement, il est pâle, mais il paraît que la pensée d'être examiné de nouveau l'émotionne fortement.

L'auscultation cardiaque par-dessus la chemise permet de constater que les battements de cœur sont fortement frappés, rapides mais réguliers. Le pouls bat 128. Il paraissait simple de se faire un succès facile en disant : Troubles de croissance, hypertrophie du cœur, tachycardie physiologique : les grand air et une alimentation tonique répareront tout cela. Mais un examen plus précis montrait aussitôt qu'il eût été dangereux d'accepter sans contrôle cette première impression.

Du bord du sternum à la ligne mamelonnaire, de la troisième à la septième côte gauche, la paroi thoracique fortement déprimée en dedans est agitée d'ondulations témoignant d'une ancienne péricardite adhésive.

A la percussion, le cœur, nettement augmenté de volume dans son ventricule gauche, déborde le sternum à droite d'un demi-travers de doigt environ. La matité aortique atteint le bord supérieur du sternum, dépasse légèrement son bord gauche et le déborde largement à droite de près de deux travers de doigt. Les bruits cardiaques sont normaux à la pointe, masqués de frottements vers la partie moyenne ; au foyer aortique, le premier bruit est clangoreux, le second nettement soufflant.

La crosse aortique bat dans le creux sus-sternal, les artères du cou sont agitées de battements violents.

Le foie et la rate paraissent normaux. Les urines rares (880 cc. en 24 heures) renfermant 10 centigrammes d'albumine et 13 grammes de chlorures (en NaCl) par litre.

L'appareil pulmonaire paraît normal ; on trouve toutefois des signes d'adénopathie trachéo-bronchique à droite (matité dans l'espace interscapulo-

vertébral droit, expiration prolongée et soufflante); à part les ganglions tra-
chéo-bronchiques dont nous soupçonnons l'atteinte et les ganglions cervi-
caux postérieurs qui forment une chaîne en arrière et à droite du cou, on
ne sent nulle part ailleurs des ganglions enflammés.

La muqueuse buccale est nettement leucoplasique dans toute son étendue,
surtout au niveau des dents de sagesse ; les dents sont irrégulièrement
implantées, les incisives crénelées, les canines nettement bicuspides. Les
réflexes rotuliens sont légèrement exagérés.

Fait remarquable, le jeune D... n'a été atteint d'aucune des maladies
touchant habituellement les enfants, il n'a jamais été malade.

Après avoir prescrit le repos au lit et un traitement banal d'attente, nous
promîmes de revenir voir ce jeune homme deux jours après. Dans l'intervalle, nous pûmes rencontrer et interroger le père qui ne fit aucune diffi-
culté pour reconnaître que 25 ans auparavant, pendant son service militaire,
il avait eu un chancre de la verge. Il avait été soigné pendant 3 mois avec
de la liqueur de Van Swieten. Depuis cette époque, il n'a suivi aucun traitement.

Notre jeune malade est alors mis au repos absolu au lit et nous lui commençons aussitôt le traitement au moyen d'injections de biiodure d'hydrargyre ioduré à 2 *centigrammes* solubilisé dans 5 centimètres cubes de la solution physiologique, d'abord tous les deux jours, puis tous les jours. Dès la
troisième injection, la dilatation aortique paraît rétrocéder, la coloration du
visage reparaît, les battements du cœur s'atténuent.

A la cinquième injection, la dilatation aortique a diminué de 2 centimètres, le pouls est tombé de 130 à 104, les crises de battements de cœur
sont espacées et fugaces, l'appétit et le sommeil reparaissent. Après la
dixième injection, le volume de l'aorte paraît normal à la percussion, les
adhérences péricardiques ont diminué notablement ; la dépression thoracique si profondément marquée dans l'espace intersterno-mamelonnaire
semble avoir perdu la moitié de sa profondeur, les battements carotidiens
ont disparu, le pouls est à 90, la leucoplasie buccale s'est atténuée considérablement, le sommeil est parfait, l'appétit normal, la quantité des urines se
maintient de 1.000 à 1.200 centimètres cubes, l'albumine a disparu, le
teint jaune et cireux est devenu rosé.

Après cette première série d'injections, le malade est toujours maintenu
au repos, non plus au lit, mais à la chambre pendant 3 semaines, et pendant ces 3 semaines, il prend pendant 10 jours de l'arséniate de soude à la
dose de 1 centigramme *pro die*.

Dès la quatrième semaine, nous reprenons le traitement.

Nous constatons en revoyant le malade que l'amélioration considérable
déjà obtenue s'est maintenue, mais par contre nous sommes très frappé de
ce fait que la tachycardie a reparu et que le pouls bat de 120 à 130 constamment. Continuant un nouvel examen de notre malade, nous sommes
étonné aussi de voir qu'il présente à la face postérieure du cou un réseau
très net de syphilides pigmentaires, réseau à mailles pigmentées assez régulières, variant de 5 millimètres à 1 centimètre de diamètre en enserrant des
zones de peau de couleur normale.

On ne trouve nulle part aucune autre espèce de pigmentation ; le réseau, chez lui, est d'autant plus visible que la teinte générale de la peau est blanc mat. Nous reprenons le traitement et nous injectons en 10 jours 10 ampoules de biiodure à 2 centigrammes. La quantité des urines qui augmente, se maintient à 1.500 centimètres cubes par 24 heures : elles ne renferment plus d'albumine, mais la quantité des chlorures éliminée est la même par litre (13 grammes), soit 19 gr. 50 en 24 heures.

A la fin de cette seconde série, la dilatation aortique a disparu complètement, le souffle est presque imperceptible, la péricardite s'est encore nettement atténuée, l'enveloppe cardiaque ne paraît plus adhérente que dans une très petite zone du cinquième espace, mais la rapidité du pouls est la même, malgré le repos absolu au lit, et le réseau pigmenté du cou est invariable. Les battements du cœur sont très rares et très fugaces.

Nous conseillons d'envoyer le malade passer 6 semaines à la campagne. Pendant ce temps, il prendra 10 centigrammes d'arséniate de soude en 10 jours, et dans les 10 jours suivants, 5 grammes d'iodure de sodium.

Lorsque nous le revoyons, le 1ᵉʳ septembre 1911, nous sommes heureux de constater son parfait état de santé. La très légère adhérence péricardique qui restait après la deuxième série, est le seul vestige des lésions considérables que présentait D... 4 mois auparavant : la diurèse se maintient à 1.200 grammes, l'albumine n'a pas reparu, l'élimination chlorurée est normale.

Mais nous ne sommes pas peu surpris de constater en même temps que la tachycardie a disparu, que son pouls bat 80, 82 et que le réseau pigmentaire du cou n'est plus visible.

On pourrait nous objecter que l'arsenic donne des pigmentations, peut-être même des pigmentations réticulées. Nous répondrons à cela que si le malade a pris de l'arsenic avant l'apparition du réseau pigmenté, il en a pris également avant la disparition de ce réseau.

On pourrait nous objecter encore que ces pigmentations peuvent se développer chez certains névropathes, que la tachycardie continue qui les accompagne est une preuve de plus de leur origine névropathique.

Mais chez ce malade, le repos absolu au lit dans une lumière très atténuée, l'absence de toute excitation quelconque, les préparations calmantes du système nerveux (bromures, antipyrine, valériane, belladone) administrées successivement pendant 20 jours n'ont modifié en rien ni la pigmentation ni la tachycardie.

Il n'est peut-être pas interdit de penser que chez lui le réseau pigmenté du cou et la tachycardie ont pu apparaître à la suite d'altérations très légères des surrénales causées par le voisinage des reins eux-mêmes légèrement enflammés et disparaître par suite de la guérison de cette surrénalite bénigne. A l'appui de cette hypothèse nous pouvons produire un autre fait d'observation : deux malades que nous soignons en ce moment pour des altérations cardio-rénales spécifiques, présentent tous les deux des syphilides pigmentaires du cou des plus nettes.

Arythmie perpétuelle. Asystolie chronique.

 OBSERVATION II. — M. D..., auprès duquel notre excellent confrère, le Dr Challamel, de Paris, nous fait appeler au mois d'avril 1911, a 52 ans; jusqu'en 1898, il n'a pas eu d'histoire pathologique, alors qu'à ses côtés sa famille a été durement frappée. Son premier enfant est mort à 5 mois, de convulsions: un second enfant est âgé de 22 ans et paraît bien portant. Depuis 12 ans, sa femme est atteinte d'une affection mentale nécessitant l'isolement.

En 1898, M. D... a été atteint pour la première fois de crises d'oppression avec gêne rétro-sternale qui le décidèrent à aller consulter, à l'hôpital Laennec, M. le Dr Merklen. Le regretté maître fit même à cette occasion, nous dit notre confrère qui était à ce moment-là son élève, une leçon remarquable sur l'angine de poitrine.

Le repos, le régime, la cessation du tabac, l'iodure, l'améliorèrent au point qu'il put reprendre sa profession fatigante, un moment interrompue. Deux ans après, à la suite d'un coup de froid et d'une longue course en voiture à la campagne, il fut atteint de néphrite aiguë avec grosse albuminurie qui parut se guérir rapidement.

Sa santé se maintint ensuite assez bonne jusqu'en 1909. A ce moment-là, les douleurs rétro-sternales et l'oppression reparurent, accompagnées cette fois d'arythmie considérable. Les médecins qui le soignèrent à cette époque crurent, à n'en pas douter, qu'il s'agissait d'endopéricardite rhumatismale ; le traitement salicylé, puis ioduré administré au malade le démontre.

Il fallut d'ailleurs recourir assez vite à la digitale, l'arythmie ayant reparu dès que le malade voulut essayer de se lever. Depuis cette époque, M. D... traîne d'asystolie en asystolie une vie misérable.

Nous avions rencontré une seule fois M. D... chez un de nos amis, trois années auparavant ; en arrivant près de lui, le 9 avril 1911, nous eûmes quelque peine à reconnaître dans le vieillard jaune, émacié, anhélant qui se présentait à nos yeux, l'homme vigoureux et d'apparence robuste qu'il était alors.

La dyspnée absolument continue subissait chez lui deux sortes d'exacerbations : l'une à l'occasion de la parole et des efforts, l'autre sans cause apparente, présentait le rythme de Cheyne Stokes. Ses pupilles, très contractées, ne réagissaient pas à la lumière ; les réflexes rotuliens étaient abolis complètement à gauche, très diminués à droite. Les urines, foncées et rares (600 cc. en 24 heures) renfermaient 0 gr. 40 d'albumine et 1 gr. 05 de chlorures exprimés en NaCl par litre.

L'œdème, peu marqué au niveau des jambes, était énorme au niveau des cuisses et considérable à la partie inférieure de la paroi abdominale, par suite de la position déclive de ces régions (malade au lit depuis longtemps ayant habituellement les cuisses fléchies). Les fosses iliaques et le petit bassin semblaient remplis de liquide ascitique.

Toute la paroi thoracique antérieure gauche et l'épigastre étaient agités de mouvements tumultueux et irréguliers ; la jugulaire droite, saillante sous la peau, du volume de l'auriculaire environ, était le siège d'ondes irrégulières et soulevée par les battements tumultueux de la carotide sous-jacente. Le bord droit du cœur débordait le sternum de deux bons travers de doigt, et la matité ainsi obtenue venait rejoindre en haut la matité aortique, élargie à droite d'une valeur à peu près égale.

Le ventricule gauche semblait, à la percussion, légèrement augmenté de volume. Le foie, dur et douloureux à la pression, débordait les fausses côtes de 15 centimètres, descendant dans la fosse iliaque.

A l'auscultation, au milieu des bruits confus d'un cœur arythmique, on distinguait seulement un souffle diastolique rude à l'aorte et des frottements péricardiques perceptibles à la main comme à l'oreille. Les bases pulmonaires étaient encombrées de râles sous-crépitants. L'agitation était extrème comme la dyspnée, le sommeil presque impossible.

Le premier traitement institué fut une saignée générale de 250 grammes répétée à 8 jours d'intervalle, suivie de l'administration d'une très petite quantité de digitale (30 centigrammes de poudre de feuilles en macération).

On commença aussitôt après le traitement spécifique intensif. 21 injections de 2 centigrammes de biiodure d'hydrargyre furent pratiquées en deux séries : l'une de 9, l'autre de 12 injections, séparées par un intervalle de repos de 15 jours, pendant lesquels on fit absorber au malade 60 centigrammes de poudre de feuilles de digitale en macération.

L'amélioration fut des plus nettes dès les premières injections de biiodure ; elle fut constatée non seulement par un examen clinique des plus attentifs, mais aussi par des analyses d'urine répétées tous les 3 jours.

Le traitement cardiaque du malade fut exactement le même que celui qui était institué depuis 2 ans, et qui n'avait d'autre effet que d'atténuer momentanément l'asystolie.

L'observation et l'examen des urines permirent de se rendre compte de 'action souveraine et rapide du traitement spécifique.

Fait remarquable : l'action sur le cœur et les reins du biiodure que nous n'avions pas osé administrer seul d'emblée, à cause de l'énorme dilatation cardiaque, fut beaucoup plus marquée et durable que celle de la digitale ; non seulement la dilatation aortique rétrocéda sous son influence, ce qui est d'observation courante, mais la dilatation du cœur droit, la régularisation de l'onde cardiaque, la diminution de la jugulaire droite et du volume du foie, l'élimination chlorurée, la constance de l'élimination urinaire et la disparition des œdèmes à peine ébauchées par la digitale ne se maintinrent et s'affirmèrent que sous l'influence du traitement.

Dès la huitième injection, les réflexes rotuliens et pupillaires reparurent.

A la fin de la seconde série d'injections, nous pûmes, son médecin et nous, assister à une véritable résurrection.

La dyspnée a complètement disparu. Le cœur est dans toutes ses parties de volume normal, les bruits sont bien frappés, les silences ont leur valeur et leurs rapports normaux. On ne trouve d'autre signe de lésion qu'un léger bruit de frottement péricardique vers la région précordiale médiane où il existe une adhérence visible à l'œil. Le pouls, régulier et plein, bat 72 ; la respiration est parfaite dans toute l'étendue de la poitrine, les œdèmes et l'ascite ont complètement disparu ; le foie, qui débordait de 15 centimètres les fausses côtes et descendait dans la fosse iliaque, déborde à peine de deux travers de doigt ; il est encore dur, mais complètement indolore.

M. D... a retrouvé son sommeil et son appétit ; il se lève tous les jours depuis 15 jours ; comme la perméabilité rénale paraît normale, que l'albumine a disparu, nous lui avons permis le régime carné mitigé, tout en maintenant le régime déchloruré.

Il lui semble s'éveiller d'un mauvais rêve qui a duré 2 ans. Le mieux continue les mois suivants.

Chez les deux malades dont nous venons de rapporter ici l'histoire, nous nous sommes trouvé en présence de lésions constituées, réputées jusqu'alors rebelles à tout traitement.

L'aortite avec dilatation de la crosse de notre premier malade s'accompagnait, à n'en pas douter, d'insuffisance aortique, en raison de l'augmentation de volume du ventricule gauche, et du souffle diastolique dur et râpeux qu'il présentait au foyer aortique. Il présentait en outre une péricardite adhésive ancienne, le squelette costal étant déprimé au niveau de la région précordiale. Ce sont là des lésions réputées partout incurables.

L'apparition au cours du traitement, chez ce malade, d'un réseau pigmenté du cou, en même temps qu'une tachycardie durable, sa disparition contemporaine de celle de la tachycardie, nous permettent d'entrevoir la relation possible, dans certains cas, entre des altérations surrénales légères, et les syphilides pigmentaires, lésions jusqu'alors de nature inconnue.

A la suite d'une crise étiquetée rhumatisme, notre second malade a été atteint d'arythmie perpétuelle qui se compliquait d'asystolie dès que le malade essayait de faire le moindre mouvement.

L'asystolie revêtait chez lui la forme habituelle aux lésions valvulaires graves, ou aux altérations profondes du myocarde ; arythmie, folie cardiaque, dilatation du cœur droit et de la jugulaire droite, foie cardiaque très volumineux, animé de battements, stase veineuse, œdèmes.

Dans cet état dont nous venons de publier un exemple démonstratif, et dont nous suivons en ce moment deux autres cas, la digitale seule, même précédée de la déplétion, accompagnée du repos absolu et du réglage soigné des liquides et de l'alimentation, ne donne que des résultats fugaces et complètement nuls.

Associée au traitement spécifique, elle donne au contraire des résultats positifs et durables. Peu à peu, d'ailleurs, le traitement mercuriel et ioduré suffit à remplacer le traitement digitalique dont le malade ne pouvait plus se passer depuis des années.

II

Un second cas d'arythmie perpétuelle, compliquée d'asystolie chronique, chez un malade atteint de lésions orificielles multiples, guérie par le traitement spécifique.

Voici un autre fait d'observation, accompagné de constatations cliniques et thérapeutiques précises.

Ces notes résument l'histoire d'un malade longuement suivi et traité avec l'aide de notre excellent confrère le Dr Mazeroux, de Conflans-Sainte-Honorine, qui s'est montré, pour nous, dans ce cas difficile, un collaborateur précieux et dévoué.

Ce cas, peut-être unique et certainement fort rare dans la littérature médicale, démontre que la syphilis peut créer à elle seule des maladies organiques du cœur avec lésions orificielles, dans la forme même où les produisent le rhumatisme articulaire aigu et d'autres maladies infectieuses telles que la scarlatine, certaines septicémies et l'infection généralisée gonococcique.

Observation. — Le malade qui nous l'a présentée est un homme de 61 ans qui affirme n'avoir eu aucune espèce de maladies et en particulier jamais de rhumatisme articulaire, ni d'infection d'aucune sorte. Ses dires, que nous n'avons pas de raison de suspecter, sont confirmés par son entourage. L'interrogatoire le plus minutieux ne permet de découvrir absolument rien de pathologique dans son histoire en dehors de sa profession (marchand de vins à Paris).

Il déclare cependant qu'il avait depuis environ trois ans la respiration gênée et sa femme ajoute qu'elle entendait la nuit son cœur battre violemment comme le balancier d'une pendule ; mais il continuait à exercer sa profession, à s'alimenter, à dormir, à marcher comme par le passé.

Brusquement, il fut atteint le 10 novembre 1910, d'une crise d'étouffement assez forte qui se renouvela, beaucoup plus violente, le 11, à 10 heures du soir. Un médecin mandé en toute hâte, déclara que c'était une congestion pulmonaire due au froid, ajoutant, après avoir prescrit un traitement d'urgence, qu'il n'y avait pas lieu de s'inquiéter. Un autre confrère appelé deux jours après, « comme cela n'allait pas mieux », déclara qu'il n'y avait plus de congestion, mais une maladie de foie, une affection cardiaque et de l'artériosclérose.

Depuis cette époque, l'état du malade, malgré les soins judicieux qui lui furent donnés, s'aggrava progressivement. Les crises d'étouffement se rapprochèrent, les œdèmes apparurent annonçant l'asystolie qui s'installa chez lui d'une façon presque habituelle.

Lorsque nous le vîmes pour la première fois, le 24 août 1911, son état était lamentable.

Une dyspnée incessante, entrecoupée de crises d'angoisse fort pénibles, ne lui laissait pas un seul instant de repos et lui interdisait le sommeil. Les téguments dans les parties découvertes (visage et mains), avaient la couleur du bronze et la patine qui décore les statues modernes. Cette teinte se retrouvait, quoique atténuée, sur les avant-bras et la partie supérieure de la poitrine ; on ne découvrait en revanche aucune pigmentation sur les muqueuses. Les jugulaires énormes, du volume du doigt, étaient agitées d'ondulations tumultueuses ; les membres inférieurs distendus par l'œdème. Le foie descendait dans la fosse iliaque au-dessous de l'épine iliaque antérieure et supérieure ; de consistance très dure, il n'était animé de battements qu'au niveau de la région épigastrique. Les bases pulmonaires étaient encombrées jusqu'à mi-hauteur de râles sous-crépitants.

Le cœur paraissait très notablement augmenté de volume dans toutes ses cavités, débordant le sternum à droite de deux travers de doigt ; sa matité absolue dépassait la ligne oblique gauche paramamelonnaire de la matité

relative, d'un bon travers de doigt. La matité aortique atteignait le bord
supérieur du manubrium sternal, dépassant d'un bon travers de doigt ses
bords latéraux. Le pouls était incomptable, les battements du cœur tumultueux et irréguliers ; au milieu de cette tempête, on distinguait cependant
deux souffles que nous pûmes nettement individualiser quelques jours après,
un souffle diastolique au foyer aortique et au foyer mitral un souffle rude,
nettement systolique se propageant fort loin sous l'aisselle gauche.

Les urines étaient très rares (2 à 400 cc.) ; on ne trouvait pas de signes
d'intoxication alcoolique du système nerveux et rien ailleurs sinon, sur la
langue, une plaque de leucoplasie nette vers son bord gauche, symétrique à
une cicatrice placée sur l'autre moitié de l'organe.

Notre confrère nous dit que l'état presque désespéré dans lequel nous trouvions le malade était l'aboutissant logique d'une situation déjà fort critique
depuis deux mois, que la déplétion sanguine et les purgatifs n'avaient qu'une
action passagère et fugace, que la digitale et la théobromine n'agissaient plus
ou presque plus. Il me citait d'ailleurs l'opinion de deux confrères connus
par leur prudence et leur savoir et qui, après avoir vu le malade en consul-
tation avec lui six semaines auparavant lui avaient dit : « C'est un athéro-
« mateux, porteur de grosses lésions cardiaques, hépatiques et rénales, il est
« perdu à brève échéance et vous ne pouvez qu'essayer de le soulager, très
« difficilement d'ailleurs, puisqu'il ne réagit plus aux médicaments. »

Nous avons tenté de faire appel de ce jugement, que tout justifiait en apparence, parce qu'il ne nous semblait pas possible d'admettre que des lésions
aussi profondes, aussi graves, aussi tenaces, se fussent installées chez un
homme indemne de rhumatisme et d'infections antérieures, sous la simple
influence d'une vague auto-intoxication et d'un éthylisme hypothétique.
Nous avons été amené à soupçonner ainsi chez lui l'existence d'une syphilis
latente, génératrice de ses énormes lésions, d'autant plus que la leucoplasie
linguale, le volume, l'indolence et la dureté du foie étaient pour nous des
témoins probables d'une infection spécifique (1).

Après une déplétion sanguine, un purgatif énergique, l'administration
d'une très petite dose de digitale en macération suivie d'un traitement opothérapique rénal et hépatique, nous instituâmes un traitement spécifique
intensif.

Une série de quinze injections intramusculaires de biiodure d'hydrargyre
(deux centigrammes par injection) fit disparaître les lésions aortiques, dimi-
nua notablement le volume du cœur et du foie, atténua les œdèmes des bases
pulmonaires et des membres inférieurs et régularisa le rythme cardiaque qui,
depuis, n'a jamais présenté la plus légère arythmie. La diurèse remonta notablement, se maintint pendant le traitement à 1.200 et 1.500 grammes.

Mais le résultat le plus brillant et le plus démonstratif fut obtenu, après
vingt jours de repos, par une série de sept injections intraveineuses d'un

---

(1) Cette observation était déjà rédigée en grande partie, lorsque nous eûmes l'occasion d'examiner la femme et la fille de notre malade. La première était atteinte d'aortite chronique, la seconde présentait des stigmates de syphilis héréditaire (voûte
palatine ogivale, altérations dentaires, dystrophie des organes génitaux, aortite avec
ectasie de la crosse). Le traitement a produit chez elle une amélioration considérable.

centigramme de biiodure d'hydrargyre dilué dans cinq centimètres cubes de la solution physiologique.

Dans les 24 heures qui suivirent la première injection pratiquée le 16 novembre, nous obtînmes une diurèse prodigieuse (sept litres) et les jours suivants une quantité d'urine variant de cinq à trois litres. Tous les œdèmes disparurent, le cœur revint à son volume normal, le souffle mitral s'atténua considérablement, le sommeil reparut; il fut possible au malade de se lever et de recommencer à s'alimenter.

Depuis, tout en continuant le traitement, le malade est entré en convalescence.

La pigmentation des parties découvertes a totalement disparu, le teint est rose et frais, l'oppression n'existe plus, le sommeil et l'appétit sont réguliers. Le malade se croit définitivement guéri. Nous avons toutes les peines du monde à lui faire comprendre qu'il est de toute nécessité pour lui, afin d'achever sa guérison, de veiller sur son régime et de suivre un mois sur deux pendant plusieurs années le traitement spécifique intensif que justifient l'augmentation encore notable (trois travers de doigt) du volume du foie, la réapparition légère des œdèmes et la diminution des urines quand il reste, comme tout récemment, six semaines sans se faire traiter.

Ces résultats se passent de commentaires. Nous voulons cependant signaler ici l'extraordinaire puissance du traitement, sur le rythme cardiaque, sur des lésions orificielles et organiques déjà constituées, sur la diurèse. Nous avons dans ce cas, comme dans ceux que nous avons déjà publiés, constamment observé cette multiple action quelle qu'ait été la forme de traitement mercuriel soluble employée. Mais l'action de beaucoup la plus puissante a été obtenue par l'injection intraveineuse de faibles doses de biiodure très diluées (un centigramme dans cinq centimètres cubes de la solution physiologique).

Ce résultat confirme les belles recherches du Dr Leduc, desquelles il résulte que l'activité de l'ion Hg est proportionnelle, non pas à la concentration moléculaire, mais à la concentration ionique, c'est-à-dire au degré de dissociation du sel employé.

Cette observation prouve non seulement l'activité du traitement mercuriel par des sels solubles et dissociés, mais aussi son innocuité parfaite pour des organes déjà fort malades, dans les cas où, de l'avis même du Dr Ehrlich et des médecins qui l'ont employé, l'arsénobenzol est formellement contre-indiqué.

III

« Les lésions syphilitiques du myocarde sont fort rares », lisait-on il y a peu de temps encore dans les traités classiques, « le nombre des cas authentiques ne dépasse peut-être pas le chiffre de vingt-cinq ou trente ».

Au cours de la dernière année surtout, des voix autorisées se sont fait entendre, qui ont affirmé, au nom de l'anatomie et de la clinique, que bien des scléroses cardiaques ne reconnaissaient d'autre cause que la syphilis.

Mais le scepticisme thérapeutique, de mise naguère, n'a pas varié. Nous n'avons pas la prétention d'apporter ici une panacée nouvelle, ni d'affirmer que toujours et partout, les syphilis cardiaques sont curables, mais peu de maladies réservent autant de surprises thérapeutiques que la syphilis et nul ne sait, en présence de lésions syphilitiques, s'il est en face de lésions destructives incurables ou d'altérations modifiables aisément.

Nous venons simplement apporter des faits nouveaux, personnels, inédits, confirmant ceux que nous avons déjà publiés, tenter d'expliquer à la lumière des études cliniques, l'attitude de désarmement de beaucoup de médecins devant ces atteintes morbides, et dégager des raisons mêmes qu'invoquent les abstentionnistes, d'autres raisons de faire espérer à ces malades un meilleur avenir.

OBSERVATION. — Le premier fait dont nous donnons ici l'observation détaillée (le second sera rapporté au cours de la discussion du premier) concerne un malade ayant dépassé le cap de la soixantaine après une vie fort agitée et considéré comme usé prématurément.

M. le Dr Biron qui avait précédemment demandé notre concours en juin 1911, pour ponctionner chez lui un hydrocèle spontané de la bourse gauche, nous fait mander de nouveau le 28 janvier 1912. Il nous explique que le malade a été pris, l'automne dernier, à la campagne, de plusieurs crises d'asystolie, que les soins les plus raisonnés et les plus minutieux n'ont pu que faiblement calmer, enfin que le traitement classique donne une rémission de peu de jours.

Récemment, au cours de plusieurs consultations, un médecin des hôpitaux, dont nous apprécions tous hautement les conseils et la valeur scientifique, a déclaré que chez notre malade le myocarde défaillant ne réagissait plus et qu'il fallait s'attendre très prochainement à une issue fatale.

La pâleur du visage était extrême chez M. N... ; la dyspnée absolument continue subissait, au plus léger effort, des exaspérations des plus pénibles accompagnées d'une sensation d'angoisse inexprimable. Le cœur était très distendu dans toutes ses cavités, les jugulaires énormes, le foie extrèmement volumineux atteignait par son bord inférieur dur l'épine iliaque antérieure et supérieure. La plèvre droite était remplie de liquide jusqu'aux deux tiers de sa hauteur. Les battements cardiaques coupés de faux pas étaient très sourds à la pointe, éclatants à la base au second bruit. Le pouls ne dépassait pas 90 à la minute, mais paraissait à peine perceptible, vraiment misérable. Cet état désespéré, après tant de mois de soins judicieux, permettait de porter le plus sombre pronostic.

Après examen du malade, nous nous permettons de rappeler à M. le Dr Biron, que l'été dernier, après la ponction de l'hydrocèle, nous avons trouvé au testicule gauche, dur, déformé, bosselé, tous les caractères du sarcocèle syphilitique, que ces caractères existent encore actuellement, bien que le liquide ne se soit pas reformé. Nous ajoutons qu'un hydrocèle est apparu à droite, toujours spontanément et qu'enfin s'il est évident que N... est artério-scléreux, nous ne trouvons en dehors des lésions testiculaires révélatrices, rien dans son histoire qui puisse expliquer une défaillance myocardique entraînant un état permanent d'asystolie.

Nous décidons, étant donné l'état du malade, de recommencer le traitement, qui tant de fois déjà lui a donné de courtes rémissions (saignée, purgatif, petite dose de digitale) puis immédiatement après, d'instituer un traitement intensif sous forme d'injections en série de biiodure d'hydrargyre à 2 centigrammes.

Comme dans les cas précédemment cités, nous avons observé ici l'action certaine et rapide du traitement sur la dilatation cardiaque, l'énergie des contractions myocardiques, la diurèse, la dyspnée et le sommeil. L'hydrocèle droit, non ponctionné, n'a pas varié, mais le testicule gauche est guéri.

Depuis le 28 janvier, le malade a subi trois séries de 12 injections de biiodure, la seconde série a été précédée comme la première d'une déplétion et d'une petite dose de digitale. Ces précautions ont été inutiles avant la troisième ; le cœur n'était pas dilaté, la diurèse était abondante et on ne pouvait trouver aucune trace d'œdème nulle part.

Le 9 avril, notre malade est allé passer dix jours, sans suite et sans médecin, à sa maison des champs. Il est rentré en bonne forme. Nous l'avons revu le 10 mai, il reprend peu à peu sa vie normale, bien décidé à continuer un mois sur deux son traitement.

Ce nouveau fait d'observation, joint à ceux que nous avons déjà publiés, constitue un solide faisceau de preuves expérimentales, à l'appui de notre proposition. La syphilis, la grande simulatrice, suivant le mot de Ricord, peut déterminer des affections cardiaques justiciables du traitement spécifique.

Deux ordres de considérations nous ont permis d'aborder la solution de ce problème. Nous nous sommes heurtés plus d'une fois à des affections cardiaques constituées, d'une gravité extrême qui s'étaient installées sournoisement chez des sujets indemnes en apparence de toute infection ou intoxication récentes ou anciennes. L'étiologie dans ces cas semblait inexplicable si l'on ne faisait intervenir la plus discrète des infections, la syphilis.

Ayant vérifié la grande tolérance des organismes même très atteints pour les traitements mercuriels solubles, nous n'avons pas hésité à appliquer un traitement spécifique intensif entouré de certaines précautions que nous détaillerons ci-après, toutes les fois que l'examen du sujet nous révélait un ensemble de signes constituant de fortes présomptions en faveur de la syphilis.

Les faits rapportés, observés toujours avec l'assistance de nos collègues, ont montré tout le bien que les malades peuvent retirer de la recherche des causes pathogéniques et de l'institution raisonnée d'un traitement.

Comment expliquer alors le scepticisme thérapeutique unanimement admis ? Si un malade est atteint de myocardite spécifique, disent les traités classiques, « on devra donner l'iodure de potassium, mais sans trop compter sur l'influence du traitement ».

« Faut-il soumettre au traitement spécifique un ancien « syphilitique qui présente des manifestations artério-« scléreuses ? » lisions-nous récemment dans une revue critique, sous la signature d'un maître écouté : « S'il y a « de grands accidents d'insuffisance cardiaque ou rénale, « la réponse sera immédiatement négative. »

Nous ne saurions trop nous élever contre ces deux affirmations manifestement trop absolues, mais nous devons chercher à les expliquer et un fait récent nous a fourni les raisons de ces doutes et de ces désarmements thérapeutiques.

Il s'agissait d'un homme de 42 ans, syphilitique avéré depuis 20 ans, qui présentait une gomme du sterno-mastoïdien droit. Ce malade avait été pris brusquement en juillet 1911, à la suite d'un effort d'ailleurs modéré, d'accidents dyspnéiques puis syncopaux, qui lui avaient brutalement révélé l'insuffisance de son cœur. Depuis ce moment, à part de très courts instants de rémission, ce malheureux, véritable vieillard usé avant l'âge, traînait de crise d'asystolie, en crise d'urémie, une vie misérable. Le traitement spécifique avait été tenté chez lui, mais après trois injections d'un centigramme de biiodure d'hydrargyre, il avait présenté des signes d'intoxication mercurielle (vomissements, diarrhée sanglante, stomatite, anurie). Lorsque son médecin nous pria de le voir en avril 1912, son état semblait désespéré. Cependant, nous pûmes lui administrer, pendant 7 jours consécutifs, une injection quotidienne de 2 centigrammes de biiodure d'hydrargyre, qui, non seulement fut parfaitement supportée, mais produisit une amélioration qui n'avait pas été obtenue jusqu'alors, tout simplement parce que nous avions pris la précaution de faire précéder le traitement d'une préparation de 48 heures (saignée, puis administration d'une petite dose de digitale en macération).

Comment se fait-il que le même malade qui avait fait des accidents graves d'intoxication mercurielle avec trois centigrammes de biiodure soit véritablement et pour un temps, revenu à la vie, à la suite de sept injections de deux centigrammes du même sel, soit avec quatorze centigrammes ?

Les raisons de la différence d'action des médicaments doivent, pour nous, être cherchées dans ce fait que la première série du traitement n'avait été précédée d'aucune déplétion, tandis que la seconde avait été précédée, ainsi que dans nos précédentes observations, d'une saignée, de la réduction des liquides et de l'administration d'une faible dose de macération de digitale.

Il semble donc prouvé par les faits que la condition nécessaire et suffisante d'action et d'innocuité du traitement par les sels mercuriels solubles dans les syphilis graves cardio-rénales, réside, comme pour la digitale, dans la préparation du malade et avant tout dans la saignée et les dif-

férents modes de déplétion qui évacuent les œdèmes, les épanchements et libèrent les circulations périphériques.

Ces observations cliniques paraissent confirmées par les recherches si originales du Professeur Widal sur les empoisonnements mercuriels.

M. Widal a montré en effet que chez les sujets ayant succombé à l'empoisonnement par le sublimé, contrairement à l'opinion classique, les reins ne présentaient aucune lésion destructive de l'épithélium, mais simplement de l'œdème.

Il a montré en outre que les malades traités à temps par la saignée, puis par les boissons abondantes et les diurétiques, éliminaient leur mercure et ne succombaient pas.

Polymorphisme des cardiopathies syphilitiques, efficacité de l'ancien traitement de la syphilis dans ces formes morbides, conditions d'action de ce traitement, telles sont les idées majeures que suggère l'étude des observations citées ; elles méritent quelques développements.

Quatre formes assez nettement différenciées, se dégagent des faits qui offrent, pour ainsi dire, un tableau d'ensemble des affections du cœur.

La première observation expose un cas d'insuffisance aortique compliquée de péricardite. Dans la seconde, l'arythmie perpétuelle accompagnée d'asystolie était causée par de l'aortite chronique et des lésions profondes du myocarde. Le cœur scléreux du troisième sujet observé présentait de graves lésions mitrales et aortiques. Le quatrième, atteint d'endo-myocardite, a vu l'asystolie s'installer brusquement sans présenter ni lésions orificielles, ni arythmie.

Au cours de ces observations, nous n'avons noté aucun signe pathognomonique de la syphilis cardiaque. C'est qu'en effet les cardiopathies syphilitiques se manifestent par des symptômes communs aux autres affections du cœur. Le foie peut être plus volumineux et plus dur ; l'aorte est toujours malade, le pouls est quelquefois ralenti, mais le plus souvent on ne trouve au niveau du cœur, rien de particulier, et c'est l'examen complet et attentif du malade et de ses commémoratifs qui met sur la voie du diagnostic.

L'efficacité de l'ancien traitement de la syphilis dans ces lésions reconnues incurables, est d'autant plus intéressante à noter que l'arséno-benzol ne peut s'employer dans les affections cardiaques graves et que pour beaucoup de médecins contemporains, le traitement mercuriel ne devrait même pas dans ces cas être tenté.

L'emploi de sels mercuriels actifs, précédé de la préparation raisonnée des malades, nous a donné des résultats qui ont dépassé nos espérances. Nous avons employé exclusivement le biiodure d'hydrargyre à cause de son degré de dissociation. Le bichlorure ayant un coefficient de dissociation voisin de celui du biiodure, ne nous a pas donné de résultats comparables ; il est probable que le biiodure possède une action élective sur les lésions scléreuses et organisées de la syphilis cardiaque. Nous ne voulons pas dire cependant qu'il faille l'employer dans tous les cas indistinctement. Si les cardiopathies s'accompagnent de manifestations hémorragiques (infarctus pulmonaire, purpura) il nous paraît préférable d'user du benzoate, par exemple.

Les conditions nécessaires et suffisantes d'action et d'innocuité du traitement nous paraissent résider dans l'évacuation des œdèmes et des épanchements périphériques et la libération de la petite circulation. Il n'est pas sans intérêt de noter à ce propos qu'une même préparation du malade favorise l'action sur le cœur de la digitale et du mercure.

Le régime déchloruré nous paraît indiqué pendant le traitement mercuriel, que le malade ait ou non des lésions rénales. Chez tous nos malades, l'épreuve de la chlorurie expérimentale, quelles qu'aient été les quantités de chlorure ingérées (de 1 à 4 grammes *pro die*) a toujours déterminé une rétention chlorurée supérieure à la quantité absorbée.

L'oubli de ces précautions a vraisemblablement causé des mécomptes thérapeutiques et contribué à établir l'opinion que les syphilis cardiaques étaient incurables.

Mastites gommeuses syphilitiques simulant
le cancer du sein.

Les accidents tertiaires de la syphilis mammaire semblent
connus depuis le xviiie siècle sous le nom de « cancer
vérolique des mamelles ». Boissier de Sauvages en rap-
porte deux cas dans sa *Nosologie méthodique*.

MM. Binaud et Braquehaye qui ont étudié cette question dans le *Traité de chirurgie* ajoutent : « C'est à peine
si on en signale une quarantaine de cas jusqu'à ce jour.
Cette pénurie tient surtout à ce qu'on a fait à leur sujet
des erreurs de diagnostic. »

Nous avons pu en étudier trois cas. Dans les trois cas,
il y avait des adénopathies axillaires, des douleurs variables
en intensité, augmentant comme le volume des tumeurs
au moment des époques, de l'adhérence à la peau et aux
tissus profonds. Tous les trois intéressaient des femmes
âgées de 40 à 45 ans ; chez deux d'entre elles, les tumeurs
étaient multiples et rappelaient par ce caractère l'adénome
spécifique dans sa forme classique, s'en différenciant
cependant nettement par la réaction ganglionnaire et la
liaison aux tissus voisins ; chez l'autre, une tumeur
unique, volumineuse et douloureuse, adhérente simulant
parfaitement un néoplasme, occupait la moitié du sein
droit.

Chez nos trois malades, d'ailleurs, ces lésions coïnci-
daient avec un état en apparence parfait de la santé générale.

Observation I. — Mme L... se présente à notre cabinet le 5 mai 1909,
elle se plaint d'une gêne douloureuse dans le sein droit depuis 2 ans. Elle

n'a jamais eu, dit-elle, d'autres maladies que des troubles dyspeptiques. C'est une femme grande, robuste, présentant toutes les apparences d'une excellente santé.

Elle ignore si son mari a été atteint d'une maladie quelconque ; il l'a quittée il y a une dizaine d'années après avoir mené dans son voisinage une existence de coureur et d'ivrogne.

Elle n'a pas eu d'enfants, mais peu avant le départ de son mari, a accouché à 5 mois d'un enfant mort.

La tumeur volumineuse occupait la moitié supérieure de la glande mammaire droite, adhérente aux tissus sous-cutanés en avant : on sentait très nettement des ganglions volumineux, sur la paroi interne de l'aisselle. La pression de la tumeur était fort douloureuse, la douleur se prolongeant même quelques instants après l'examen.

Cette femme venait d'assez loin pour se faire traiter ; elle reçut en 2 mois vingt injections de 2 centigrammes de biiodure d'hydrargyre solubilisé dans la solution physiologique, espacées de 2 en 2 jours. Après la dixième injection, les ganglions et l'adhérence à la peau avaient disparu ; après la vingtième, la tumeur ayant *diminué des deux tiers*, n'était plus douloureuse.

Nous conseillâmes à cette femme, devant l'évidence du résultat obtenu et pour lui éviter des déplacements onéreux (elle habitait en pleine campagne, loin de tout médecin) de suivre un mois sur deux le traitement mixte iodure à l'intérieur et frictions mercurielles soigneusement faites.

Après 3 mois, nous la revîmes, le résultat signalé plus haut s'était maintenu ; à la partie supérieure de la glande, on percevait encore une infiltration locale mal limitée, il n'y avait plus de tumeur nette, plus de douleurs, plus de ganglions axillaires.

OBSERVATION II. — Mme M... a été soignée par nous en 1905 pour un ulcère de l'estomac accompagné d'abondantes hémorragies, guéri par le traitement médical ordinaire. En 1906, son mari meurt d'un anévrisme aortique. Le 8 mai 1907, elle revient nous consulter, elle se plaint depuis quelques mois de douleurs dans les deux seins. Les deux seins, surtout le droit, présentent à l'exploration quelques tumeurs irrégulières, douloureuses, adhérentes à droite à la peau et aux plans profonds ; il y a dans l'aisselle droite des ganglions durs, douloureux. Le diagnostic eût été chez elle des plus difficiles si nous n'avions connu les causes de la mort de son mari et si la malade n'avait présenté deux syphilides papulo-crustacées de la région dorsale.

Deux séries d'injections, l'une de dix injections de 2 centigrammes de biiodure d'hydrargyre solubilisé, l'autre de quinze injections de cacodylate iodohydrargyrique, faites à 20 jours d'intervalle firent disparaître les ganglions d'abord, puis les tumeurs : les syphilides papulo-crustacées s'atténuèrent sans disparaître.

Nous revoyons cette malade trois ou quatre fois par an : en décembre 1910, elle revint nous consulter pour des manifestations spécifiques de l'isthme du gosier et du larynx, mais aucune récidive des tumeurs n'était perceptible au niveau des seins ; et depuis 3 ans, elle n'avait fait qu'une seule série de dix injections de biiodure à 2 centigrammes.

OBSERVATION III. — Chez Mme R..., l'étiologie était plus facile à établir, son mari ayant contracté la syphilis à 24 ans, avant son mariage. Mais lorsque nous vîmes cette malade pour la première fois, nous l'ignorions, nous étions même loin d'y penser.

Elle avait perdu sa belle-fille de tuberculose pulmonaire à marche rapide, son fils était lui-même gravement atteint.

Elle me déclara qu'elle ne se souvenait pas avoir été malade mais qu'il y a 18 mois déjà, elle commença à sentir des douleurs assez vives dans les deux seins, surtout dans le sein droit ; elle avait attendu qu'elle eût moins à faire auprès de ses enfants pour s'occuper d'elle-même. Elle accusait les mêmes caractères que les deux autres malades : gêne douloureuse continuelle augmentant comme le volume au moment des époques.

Les trois petites tumeurs du sein droit faisaient corps avec la glande, il y avait dans l'aisselle droite des ganglions volumineux et douloureux.

En novembre et décembre 1906, nous fimes à la malade une série de dix-huit injections de biiodure d'hydrargyre à 2 centigrammes.

Toutes les lésions disparurent complètement.

Depuis, notre malade a dû faire de longs séjours à l'étranger à cause de la santé de son fils, elle n'a pas eu de nouvelles injections, mais prend à peu près tous les 3 mois un flacon de sirop de Gibert pendant 10 jours. Nous l'avons revue une fois par an ; pour la dernière fois, au mois de mai 1911, près de 6 ans après. Aucune tumeur ne s'est reproduite, suivant son expression : elle ne sent plus son sein.

L'histoire de ces trois malades nous a paru intéressante à rapporter, car elle sort du cadre ordinaire des mastites spécifiques.

La syphilis tertiaire du sein se manifeste, d'après les traités classiques, par des gommes, tumeurs uniques ou multiples, habituellement indolentes et ne s'accompagnant jamais d'adénopathies, tant qu'elles ne sont pas ulcérées.

Or chez nos trois malades, le premier signe qui a attiré leur attention a été une gêne douloureuse dans l'un ou les deux seins. Aucune d'elles n'a présenté ni ulcération, ni autre altération quelconque de la peau et pourtant nous avons constaté chez elles des adénopathies axillaires cliniquement semblables aux adénopathies néoplasiques.

Ces faits paraissent devoir retenir l'attention. Ils semblent indiquer tout l'intérêt qu'il y aurait, en présence d'une malade atteinte de tumeur du sein, avec réaction ganglionnaire, à ne pas se contenter du diagnostic hâtivement porté et d'ailleurs peut-être justifié de cancer, avant d'avoir procédé à un examen minutieux des antécédents et de l'état général de la malade et au besoin à l'examen du sang (réaction de Wassermann).

Si l'on ne se croit pas autorisé à différer une opération pour la faire précéder d'un traitement d'épreuve, il serait peut-être utile de la faire suivre d'un traitement intensif dans les cas douteux.

Les cas hybrides, d'ailleurs, doivent exister et il est parfaitement possible qu'un néoplasme se greffe plus facilement sur une gomme ancienne non traitée ou tout simplement sur le terrain spécifique.

Sclérose nodulaire des corps caverneux dans la région pénienne chez un ancien syphilitique, guérie par le traitement spécifique.

Les déterminations éloignées de la syphilis sur l'appareil génito-urinaire semblent plus fréquentes qu'on ne l'a longtemps supposé. Nous ne voulons parler ici ni des lésions rénales, ni des altérations des glandes génitales admises par tous, mais des inflammations chroniques du canal uro-génital qui, pour beaucoup, n'était touché qu'à titre exceptionnel.

Plusieurs observations, récemment publiées, démontrent l'action curative du traitement sur des fistules recto-vaginales récidivant malgré plusieurs autoplasties correctement exécutées. Dans une leçon clinique parue dans le *Journal des Praticiens* (25 novembre 1911) le professeur Delbet cite deux cas de fistules, l'une vésico-intestinale, l'autre urétro-rectale, guéries par une médication antisyphilitique intensive.

Nous-même, au cours d'une urétrotomie externe, avons tout récemment observé certaines altérations anatomiques voisines de celles qu'a signalées M. Delbet. Il s'agissait d'un malade que nous avions opéré six semaines auparavant, presque « in-extremis » pour une infiltration d'urine occupant le périnée, les bourses, la région sus-pubienne. Ce malade s'était rapidement remonté après l'opération, mais la présence chez lui de deux gommes spécifiques de la langue nous avait engagé à faire précéder la restauration du canal d'un traitement des plus sérieux.

Ce traitement, malheureusement, ne put être appliqué, car le malade faisait tous les deux ou trois jours un accès de fièvre violent, précédé d'un frisson, accompagné de subictère et d'augmentation de volume du foie, bien que tout en apparence fût rentré dans l'ordre dans la région périnéale. Sur les instances de son médecin, nous lui fîmes une urétrotomie externe. Dans la région bulbaire, le tissu spongio-vasculaire était remplacé par une gangue scléreuse, la paroi urétrale était épaissie, infiltrée, comme lardacée.

Le canal, dans sa portion membraneuse, préprostatique, était fistulisé en plusieurs points, adhérent au rectum ; il nous fut impossible d'en suivre le bout postérieur jusqu'à la vessie.

Nous dûmes lui laisser un méat périnéal temporaire qui fera tomber les phénomènes d'infection, persuadé qu'on ne pourra mener à bien une restauration définitive sans l'aide préalable et concomitante d'un traitement spécifique intensif.

La lésion urétrale, que nous décrivons ci-après, peut être citée comme un des exemples des altérations syphilitiques du tissu spongio-vasculaire.

M. S..., 40 ans, vient nous demander conseil le 18 octobre 1905 parce qu'il éprouve depuis quelque temps une gêne douloureuse très grande, survenue peu à peu, pour accomplir ses devoirs conjugaux.

L'extension complète du pénis étant impossible, l'érection détermine, dit-il, une courbure arquée du membre. M. S... présente au niveau de la région pénienne, à deux travers de doigt environ au-dessous de la fosse naviculaire, deux saillies arrondies complètement indolores, séparées par un espace environ d'un centimètre, formant une sorte de pont entourant l'urètre en demi-cintre. Le calibre du canal n'est nullement rétréci ; examiné à deux reprises différentes, il admet facilement des cathéters 20 et 22 de la filière Charrière.

On ne trouve nulle part ailleurs aucun signe de maladie, à part une légère augmentation de volume du foie et de la rate ; le malade a fait un séjour de deux ans dans les pays chauds où il s'est, dit-il, très bien porté. Il reconnaît d'ailleurs avoir eu la syphilis à l'âge de 18 ans et avoir été soigné pendant un an avec des pilules de proto-iodure et du sirop de Gibert. On ne retrouve pas de trace nette de l'accident primitif, mais le malade est très affirmatif sur les manifestations secondaires cutanées et muqueuses et sur le diagnostic des médecins qui l'ont soigné.

Une première série de dix injections de biiodure d'hydrargyre de 2 centigrammes amena une diminution marquée de volume et de dureté des nodules scléreux et une amélioration des symptômes fonctionnels. Il fut traité 1 mois sur 2 pendant 8 mois par des injections alternées de biiodure et d'huile grise.

La guérison fut presque complète, les nodules diminuèrent des deux tiers de volume, laissant comme séquelle une légère induration qui ne disparut jamais complètement, mais permit le retour presque parfait des fonctions.

Fait digne de remarque, la surveillance ultérieure de la famille de ce malade permit de vérifier le diagnostic de la maladie causale que la réussite du traitement éclairait déjà singulièrement.

Un enfant, âgé de 2 ans au moment où nos secours furent demandés, fut atteint à diverses reprises de crises violentes d'asthme, alternant avec des crises de prurigo.

Sa femme fut atteinte d'aortite qui guérit complètement par le traitement spécifique.

Au point de vue anatomique, autant qu'il a été possible de le vérifier par l'examen clinique et la surveillance du malade, il est certain que cette lésion s'est développée dans le tissu spongio-vasculaire entourant l'urètre ; il est probable qu'elle s'est caractérisée par une infiltration périvasculaire, habituelle dans la syphilis, cette localisation prouvant une fois de plus, ainsi que M. le professeur Guyon l'a montré, que le tissu spongio-vasculaire est le siège de prédilection des infections endogènes.

Attaques d'épilepsie se reproduisant journellement depuis 9 ans, chez une malade très probablement ancienne syphilitique, guéries en même temps que le psoriasis que présentait cette malade par le traitement spécifique.

Mme veuve B..., 49 ans, que nous voyons pour la première fois le 12 mai 1912, a depuis 9 ans, tous les jours, de petites crises comitiales, caractérisées par des moments d'absence passagers et des mouvements convulsifs de la paupière droite et de la main gauche. Ces crises se produisent avec une particulière fréquence la nuit, pendant le sommeil; mais les mouvements convulsifs se généralisent alors à une grande partie du corps. Le cri que pousse la malade, le bruit qu'elle fait réveillent sa fille qui se porte à son secours pour l'empêcher de tomber du lit. En outre, toutes les trois semaines régulièrement, la malade a une grande crise caractérisée par chute, perte de connaissance, morsure de la langue, mouvements convulsifs généralisés, etc.

Précisément, la veille, la crise a été plus violente que d'habitude, les calmants n'agissent plus depuis longtemps; c'est pour cette raison que l'on nous fait demander.

Le pouls est tendu, vibrant, le visage coloré, légèrement vultueux, les réflexes rotuliens exagérés. A la partie latérale droite du cou, au niveau du bord antérieur du sterno-mastoïdien, se voient de petites suffusions sanguines sous-cutanées très nettes. La langue a été mordue à droite, la parole est embarrassée. L'interrogatoire de la malade ne nous révèle pas grand chose sur son passé. Ses deux maris sont morts jeunes d'affections pulmonaires. Sa fille, qui a toujours été traitée comme tuberculeuse, est atteinte depuis fort longtemps de scoliose très marquée, due à un affaissement de la colonne vertébrale au niveau des quatrième et cinquième dorsales.

Au niveau des deux genoux (face antérieure), la malade présente deux plaques de psoriasis, très petite à droite; à gauche, large, épaisse, indurée, eczématisée et lichenifiée par places, à cause du grattage incessant, à fond rouge bistre, qu'on perçoit à travers les squames. En raison de l'âge de la malade, de son très bon état de santé apparent, des caractères objectifs du psoriasis, de l'existence probable de lésions corticales bilatérales révélées par les mouvements systématisés, nous concluons à l'origine probablement syphilitique des attaques d'épilepsie. L'analyse d'urines étant parfaitement normale (volume des 24 heures : 1.250 c. c., élimination chlorurée suffisante, ni sucre, ni albumine), nous commençons le 23 mai une série de dix injections de biiodure d'hydrargyre de 2 centigrammes chacune.

Dès la troisième injection, la plaque du genou droit a disparu, celle du genou gauche, diminuée de beaucoup d'épaisseur, est moins rouge et moins prurigineuse; à la cinquième injection, la parole est normale; les crises journalières ne reparaissent plus, ni le jour, ni la nuit. A la fin de la série, la grande crise qui se marquait toutes les trois semaines par une chute avec perte de connaissance, ne s'est signalée que par une absence de quelques secondes. La plaque du genou gauche fait à peine une très légère saillie sur la peau, elle est rouge pâle, vernissée comme les plaques qui ont suivi un traitement prolongé par les frotties à l'huile de cade et les maillots. Il est à noter qu'aucune application locale n'a été faite.

Depuis cette époque, la malade a suivi régulièrement un mois sur deux un traitement intensif et n'a éprouvé qu'une seule attaque légère lorsqu'elle a voulu récemment interrompre pour deux mois une médication dont elle ne percevait plus nettement l'évidente nécessité.

Ce sont, nous l'avons dit, les caractères objectifs des plaques de psoriasis présentées par la malade, joints aux considérations tirées de l'âge du sujet, de son état de santé, de l'existence probable de lésions corticales bilatérales, qui ont orienté le diagnostic vers la recherche de la spécificité, malgré l'absence totale de commémoratifs personnels et la probabilité d'une contagion tuberculeuse familiale.

Le traitement a de tous points confirmé l'hypothèse suggérée par l'examen clinique. S'il est admis que l'attaque d'épilepsie nécessite pour se produire une prédisposition morbide de l'écorce cérébrale due à une lésion antérieure et en outre un changement d'état du sujet causé par une intoxication ou des influences encore mal connues, il paraît certain que dans ce cas la syphilis a joué le rôle de cause prédisposante et déterminante.

Mal de Pott syphilitique d'origine probablement héréditaire guéri par le traitement spécifique.

On entend communément sous le nom de mal de Pott l'ensemble des lésions causées par la tuberculose vertébrale. Nous avons vu récemment encore affirmer cette opinion dans un mémoire consacré au traitement de cette affection. On sait que cette affirmation, commode pour l'enseignement et qui répond vraisemblablement à la majorité des cas, n'exprime pas la vérité clinique absolue.

Déjà, en 1798, un médecin viennois, Franck, découvrait en faisant l'autopsie d'un syphilitique des lésions de la colonne cervicale qu'il considérait comme spécifiques. Dans l'édition de 1821 du *Dictionnaire encyclopédique des sciences médicales*, on pouvait lire au titre des lésions vertébrales ces mots : « Le vice vénérien et scrophuleux sont le plus souvent la cause de l'exostose. »

Au XIXe siècle, cette question suscita de nombreux travaux parmi lesquels nous pouvons citer en France les observations de Verneuil, de Gross et Lancereaux, de Parrot, Nélaton, Levot, d'Astley Cooper en Angleterre, de Virchow et von Leyden en Allemagne.

En 1881, le professeur Fournier publiait une observation détaillée et indiscutable d'un mal de Pott lombaire d'origine syphilitique, accompagnée d'un examen histologique signé du professeur Hayem (*Annales de Dermatologie et de Syphiligraphie*, 1881).

Dix ans plus tard, en 1891, Jasinski publiait une étude très documentée de la question avec renseignements bibliographiques concernant plus de 30 cas (« Ueber syphilitische Erkrankung der Wirbelsaüle » — *Archiv für Dermatologie und Syphilis*, 1891).

La même année, au Congrès de l'Association orthopédique américaine, Ridlon résumait sous ce titre « Syphilitic spondylitis in Children » les caractères principaux qui, selon lui, appartenaient aux lésions syphilitiques de la colonne vertébrale.

D'autres travaux ont paru depuis, en particulier l'article du professeur Frœlich, de Nancy (*Presse médicale*, 1904), la thèse de son élève Feltgen (Nancy, 1903), les mémoires de Concetti [1] et Bonnet [2].

Aujourd'hui, l'existence du mal de Pott syphilitique est reconnue et cette maladie a pris rang dans le traité le plus récent paru en langue française sur les maladies des os.

Le cas que nous rapportons ci-après nous paraît mériter d'être rangé parmi les observations de mal de Pott syphilitique, et ce qui en fait l'intérêt c'est qu'il s'agissait ici d'une syphilis absolument latente.

Le 14 mai 1911, on nous demande un conseil pour le jeune Ch., 24 ans, ouvrier agricole. Il se plaint, nous dit son patron, d'une gêne dans les reins quand il travaille longtemps penché, et de douleurs dans la même région, survenant vers le milieu de la nuit.

Rien dans l'aspect extérieur de ce jeune homme, habillé pour se rendre au travail, ne faisait prévoir la maladie dont il était porteur. Nous pensions qu'il s'agissait là probablement d'un lumbago dû à un refroidissement, et nous nous serions contenté sans doute d'une simple ordonnance pour ce conseil pris à la volée à la fin d'une autre visite, si nous n'avions été frappé du caractère nocturne des douleurs qu'il accusait.

Nous demandons à ce jeune homme de se déshabiller et nous nous rendons compte aussitôt qu'il présente une déformation considérable de la colonne vertébrale. Cyphose lombaire angulaire, un peu plus fermée que l'angle droit, avec lordose dorsale compensatrice.

Scoliose sacrée à convexité droite. La déformation sacrée nous fait penser qu'il s'agit là d'une lésion fort ancienne, contemporaine du dévelopement du sujet. Ce jeune homme nous raconte en effet qu'il a commencé à souffrir des reins à l'âge de 16 ans, qu'il a été soigné pendant 2 ans par

(1) *Riv. di Clinica pedriatica*, 1904, n° 8.
(2) *Lyon médical*, 1908, p. 862.

des séances de suspension, sans appareil plâtré, par l'huile de foie de morue et des toniques.

A partir de l'âge de 18 ans, il n'a souffert qu'à de rares intervalles, mais a toujours, dit-il, conservé une bosse dans les reins. Malgré cela, il a fait son service militaire, ainsi qu'en témoigne son livret, et a été libéré au mois de septembre dernier.

Pendant son service, il a eu, à différentes reprises, des crises douloureuses analogues à celles qu'il décrit, crises auxquelles on n'a pas attaché grande importance.

Quand on ne regarde pas son dos, Ch. présente en effet toutes les apparences d'un homme robuste fortement musclé ; taille, 1^m,68, poids, 70 kilogrammes.

Sa lésion vertébrale n'est nullement consolidée comme le faisait penser son histoire.

En effet, l'élongation, puis la réclinaison de la colonne vertébrale permettent de diminuer d'au moins moitié la déformation lombaire. Fait remarquable, la pression et les mouvements soit au niveau de la région malade et toujours déformable, soit dans tout autre point de la colonne vertébrale, ne réveillent aucune douleur.

Le malade décrit très bien ses deux sensations anormales : gêne pendant le jour lorsqu'il est obligé de garder longtemps la position penchée, et douleurs la nuit.

Poursuivant notre examen, nous constatons que les réflexes rotuliens sont complètement abolis, que le sujet présente des canines bicuspides et qu'enfin sa fosse iliaque gauche est presque remplie d'une tumeur dure, complètement indolore.

Cette tumeur s'est évidemment constituée dans la région du psoas, et vraisemblablement à ses dépens. En effet, elle se modifie, s'élargit et devient moins dure quand le muscle fonctionne et fléchit la cuisse sur le bassin.

Il n'existe aucun trouble du côté des réservoirs, pas de lésion génitale, pas de cicatrice. Les antécédents héréditaires de Ch. sont impossibles à rechercher, il n'a pas connu son père, il croit que sa mère, toujours vivante, n'a jamais été malade. Nous n'avons pu l'examiner.

Malgré l'absence de commémoratif, nous avons conclu à l'origine syphilitique et probablement héréditaire des lésions médullaires et vertébrales de Ch. La longue durée de cette maladie remontant vraisemblablement au développement du squelette, l'étendue et la gravité des lésions complètement indolentes, l'état en apparence parfait de la santé générale, la force musculaire un peu au-dessus de la moyenne lui permettant de durs travaux, les caractères spéciaux du psoïtis, sa durée, son indolence absolue, les signes de myélite transverse (abolition des réflexes rotuliens, douleurs nocturnes dans la région lombaire) ont entraîné notre conviction.

Nous avons fait aussitôt mettre ce jeune homme au repos absolu et après examen des urines, nous lui avons fait en mai, en juillet, en septembre, trois séries d'injections de sels solubles, les deux premières constituées par 12 injections de 2 centigrammes de biiodure d'hydrargyre, la dernière par 10 injections de 1, puis de 2 centimètres cubes de cacodylate iodohydrargyrique.

Après 1 mois de repos absolu sur un lit dur, nous avons appliqué un corset plâtré, bientôt remplacé par un appareil plus léger en celluloïd. Depuis la première série d'injections, les douleurs nocturnes n'ont pas reparu ; après la deuxième, les réflexes rotuliens ont reparu complètement à gauche, incomplètement à droite, la tumeur dure formée par le psoas a diminué de moitié de son volume, la déformation lombaire ne forme plus qu'une légère saillie postérieure, arrondie et non plus angulaire ; le sujet a pris 8 kilogrammes de poids et grandi de 16 millimètres.

Après la troisième série d'injections, le 20 septembre 1911, les réflexes rotuliens ont reparu des deux côtés, la tumeur formée par le psoas a disparu ; ce muscle présente encore à l'examen des zones irrégulièrement disséminées d'infiltration diffuse, l'augmentation totale du poids est de 10 kilogrammes, La courbure sacrée ne s'est nullement modifiée.

Une quatrième série d'injections fut pratiquée à la fin de novembre. En ce moment, le malade que nous venons de revoir avec notre aimable confrère, le Dr Vigouroux, de Cormeilles-en-Parisis, qui à notre prière, l'avait suivi et traité avec nous, paraît cliniquement guéri. Il ne ressent plus aucune espèce de douleur, la cyphose n'est plus visible qu'à une très légère saillie arrondie de la colonne lombaire. L'augmentation totale de la taille est de 2 centimètres.

Les lésions squelettiques paraissent consolidées et ce fait est d'autant plus intéressant que le malade a gardé le repos seulement pendant un mois, puis s'est contenté du port d'un appareil léger qu'il ne conservait pas la nuit.

Pour confirmer cette guérison, nous allons continuer un mois sur deux le traitement intensif pendant cette année.

Il ne nous semble pas que la nature syphilitique de la maladie décrite puisse être mise en doute. L'indolence relative des lésions, les caractères spéciaux des douleurs et du psoïtis, et surtout l'action rapidement curative du traitement le démontrent ; cette histoire présente en outre quelque intérêt, car elle réunit un certain nombre de caractères observés dans des cas différents par les auteurs qui ont précédemment publié des études sur le même sujet.

La disproportion entre les lésions et l'intensité des douleurs, admise par presque tous les auteurs, l'apparence robuste, presque athlétique du malade, comme dans l'observation du professeur Fournier, la localisation lom baire de l'affection qui se retrouve également dans l'obser vation de Fournier et représente dans la statistique de Jasinski environ la moitié des cas, l'acuité de l'angle formé par la cyphose cité par Ridlon comme un des caractères de la gibbosité syphilitique se trouvent réunis chez ce malade.

Ce cas, joint au groupe de faits fort importants déjà publiés, suggère l'idée qu'en présence d'un mal de Pott, il y a peut-être mieux à faire qu'à se contenter de l'affirmation pure et simple de tuberculose vertébrale.

La recherche des antécédents, l'examen complet du sujet, l'étude critique des symptômes, contrôlés et vérifiés par l'examen du sang, du liquide céphalo-rachidien et le traitement d'épreuve, pourront dans plus d'un cas rendre des services réels à des malades qui ne sauraient se contenter toujours pour guérir des appareils et de l'hygiène générale.

Ostéo-périostite syphilitique du tibia guérie par un traitement intensif.

« Dans tout le système osseux, il est un os qui est tou-
« ché par la syphilis avec une particulière fréquence, dit
« le professeur Fournier, c'est le tibia. » Dans sa statistique, en effet, sur 945 localisations osseuses, on compte
248 lésions du tibia, c'est-à-dire 26,3 p. 100.

La localisation que nous décrivons présente un certain
intérêt, en raison de sa rareté d'abord (36 cas seulement
sur les 248 de la statistique du professeur Fournier concernant des femmes), et en outre, parce que des lésions
volumineuses se sont ici marquées par des symptômes
subjectifs très légers.

Mlle X..., âgée de 38 ans, nous demande conseil le 2 mars 1912, car, la
veille, en descendant un escalier, elle a senti une gêne dans la jambe droite ;
elle ne souffre pas positivement, mais a moins d'aisance qu'auparavant pour
marcher, gravir et descendre les escaliers; elle croit avoir fait un effort.

A l'examen, on trouve la face antérieure du tibia déformée par une tumé-
faction commençant à 5 centimètres 1/2 au-dessous du plateau tibial, formant une saillie d'environ 6 centimètres de longueur, large d'au moins
4 centimètres, soulevant la peau et visible à une simple inspection. Cette
tumeur est irrégulière, indolore, dure à la pression, sauf en un point situé
un peu au-dessus de son centre, légèrement rénitent.

Fait remarquable, la malade n'éprouve ni à la pression, ni pendant la
nuit, de douleurs vives, mais le repos ne diminue nullement la gêne qu'elle
ressent. L'absence de rougeur, de douleur, d'élévation de température nous
font exclure d'emblée l'hypothèse d'une ostéo-myélite suppurée. L'excellent
état général de la malade, le bon aspect de la peau, nous font rejeter l'idée
de tuberculose.

Les caractères objectifs de la lésion, véritable hyperostose, sa dureté, son
aspect, son indolence, le ramollissement léger d'un point de sa surface, nous
font admettre comme probable l'hypothèse d'une ostéo-périostite syphilitique, bien que l'examen de la malade ne dénote aucun signe d'infection
spécifique récente.

Poursuivant cet examen, nous trouvons qu'elle présente en outre une inégalité pupillaire marquée, de l'aortite avec ectasie de la crosse ; les lésions aortiques ne se marquent par aucun phénomène subjectif.

Après examen des urines, nous commençons, le 6 mars, une série d'injections de biiodure d'hydrargyre.

Le 12 mars, la tumeur a disparu, il reste seulement un épaississement irrégulier de la face antérieure du tibia. L'aorte ne déborde plus le sternum à droite et n'atteint plus le bord supérieur du manubrium. La malade. depuis le début du traitement, a repris sa profession fatigante de bonne à tout faire. Le 18 mars, on ne trouve aucune saillie notable sur la face antérieure du tibia légèrement rugueuse.

Cette malade a été suivie et traitée régulièrement ; elle présentait, au mois de décembre 1912, un très léger épaississement du périoste au niveau de ·la région malade ; un bruit toujours métallique au second temps, mais plus de dilatation aortique.

- La relation de ce fait démontre que dans des cas semblables, avec les seules ressources cliniques, le praticien pourra établir un diagnostic ferme et orienter logiquement le traitement du malade.

Quelques réflexions sur le polymorphisme de la syphilis et en particulier sur ses formes latentes et larvées, à propos des observations personnelles publiées dans cet ouvrage et d'un cas de syphilis héréditaire tardive.

Si nous ne craignions de faire sourire nos contemporains en rappelant des souvenirs mythologiques, à une époque, où dans le tumulte d'une vie qui ne laisse guère de loisirs, le médecin préfère à la langue de Virgile, un vocabulaire scientifique exact et précis, nous évoquerions volontiers, pour représenter la maladie, qui, sous cent masques divers, « frappe ses coups dans l'ombre », l'image énigmatique et changeante de Protée.

«.... Quanto ille magis formas se vertet in omnes.... » GEORG., IV.

Nul, parmi les mythes anciens, ne symbolise aussi justement la lutte éternelle contre le mal et la comparaison, ici, pourrait être poussée fort loin, car pour découvrir, à travers ses formes diverses, la « lues venera » il faut parfois déployer la ruse, la patience, la décision dont fit preuve Aristée, dans la fable antique, pour arracher son secret au fils de Neptune, pasteur des troupeaux marins.

En exposant, ici, les faits tels que nous les avons observés et les réflexions, qu'après tant d'autres, nous avons vu jaillir de l'étude patiente de la vie, nous reprenons une idée fort ancienne, développée par Paracelse dans divers ouvrages et en particulier dans son traité : *De morbo gallico.*

L'idée du polymorphisme de la syphilis, émise par

Paracelse, fut, après des fortunes diverses, reprise et défendue avec une singulière énergie, au siècle dernier, dans un mémoire présenté par P. Yvaren, à l'Académie de médecine, le 12 juillet 1853 :

« Des métamorphoses de la syphilis. Recherches sur les maladies que la syphilis peut simuler et sur la syphilis à l'état latent. » Dans ce mémoire qui renferme quelques erreurs communes à son temps (erreurs qui nous font réfléchir au sort que l'avenir réserve aux théories non étayées par des faits), Yvaren eut le grand mérite d'attirer l'attention de ses contemporains sur les rapports de la syphilis avec un grand nombre de maladies vulgaires, et en particulier avec la phtisie pulmonaire, les affections de l'aorte, les cancers du sein, du rectum et de l'intestin, les ulcères atones et certaines affections du système nerveux (les névralgies rebelles, les tics, l'épilepsie et certaines paralysies). — Dans ces conclusions Yvaren disait :

« La syphilis emprunte-t-elle à d'autres affections morbides leurs symptômes, leur marche, leur physionomie, au point de tromper sous ce masque le médecin appelé à les traiter ? »

Et le rapporteur, Gibert, lui répondait, résumant son travail : « D'après P. Yvaren, les déguisements qu'emprunte la syphilis égalent presque en nombre les espèces morbides de nos cadres nosologiques. »

Depuis quelques années, les rapports proches ou éloignés de la syphilis avec nombre de maladies, jusqu'alors mal définies, ont fait l'objet de travaux fort importants.

Nous ne pouvons les citer tous, ni tous leurs auteurs ; en dehors du nom de M. le professeur Fournier, inséparable de ce sujet. Qu'il nous suffise de rappeler ici les belles recherches qui ont démontré l'influence pathogénique de la syphilis sur la stérilité, le tabes, la paralysie générale, le cancer lingual.

Au cours de la dernière année, pour ne citer que quelques-uns des travaux parus, le mémoire de M. Spillmann, le travail de M. Brocq sur le psoriasis, la communication de M. Ch. Fiessinger à la tribune de l'Académie, les travaux de MM. Ribierre et Ravaut, les études histologiques de MM. Letulle et Dominici, les leçons cliniques du professeur Delbet sur les fistules génito-intestinales, ont montré qu'il était possible de retrouver la syphilis derrière nombre de maladies vulgaires. Nous venons de publier à notre tour, une série de faits qui tendent à démontrer que la syphilis peut être la dominante étiologique d'entités morbides dont le tableau clinique paraissait jusqu'alors achevé. Les faits que nous avons rapportés : de lésions cardiaques, même orificielles, de psoriasis, de tumeurs du sein avec réaction ganglionnaire, de mal de Pott, de lésions urétrales, sont, à cet égard, particulièrement démonstratifs.

Nous avons également observé et rédigé l'histoire d'autres malades chez lesquels la syphilis était encore la dominante étiologique. Si nous ne l'avons pas publiée, c'est dans le but de ne pas allonger indéfiniment ce travail par des redites, des faits semblables ayant été déjà observés et publiés par de nombreux auteurs. Nous les résumons ici en quelques lignes.

Sur trois cas de tabes suivis par nous depuis des années et dont l'origine spécifique ne pouvait être mise en doute, l'un des malades est mort de tuberculose pulmonaire, après avoir présenté pendant dix-huit mois, à la suite du traitement, une amélioration considérable. Les deux autres qui présentaient au moment où nous avons commencé à les traiter un tabes typique avec incoordination motrice si accentuée que la marche leur était devenue presque impossible, ont repris leurs occupations et mènent depuis plusieurs années une vie active.

Chez deux sujets d'âge moyen, nous avons vu une hémiplégie organique disparaître et permettre le retour presque parfait des fonctions, à la suite d'un traitement intensif par injections ; tous les deux d'ailleurs étaient d'anciens syphilitiques.

Un homme de quarante-cinq nous a présenté en 1906, à quatre reprises, des crises d'épilepsie typique qui offraient ce caractère singulier de ne se produire que la nuit, pendant le sommeil du malade. Un traitement intensif en eut raison, elles n'ont pas reparu depuis.

Chez une femme enceinte atteinte de ramollissement bacillaire du sommet du poumon gauche, diagnostic vérifié cliniquement et bactériologiquement, nous avons vu le traitement spécifique intensif cicatriser les lésions pulmonaires, permettre l'évolution heureuse de la grossesse et d'une autre survenue deux ans après.

Nous avons traité et guéri deux anévrysmes de l'aorte thoracique ; l'un de ces malades a été suivi pendant trois ans et perdu de vue ; nous voyons plusieurs fois par an l'autre que nous avons traité il y a cinq ans en collaboration avec le Dr Biron.

Dans quatre cas d'aortite chronique avec ectasie de la crosse qui rendaient la marche et tout effort impossibles, les lésions ont rétrocédé, au point de permettre la reprise de la marche et des occupations habituelles, avec disparition des troubles fonctionnels.

Nous avons guéri en huit jours avec des frictions mercurielles soigneusement faites à la dose de cinq grammes « pro die » une jeune fille atteinte d'hydarthrose volumineuse du genou gauche ; cette jeune fille était en même temps atteinte d'aortite, et avait présenté, trois années auparavant, une éruption acnéique suspecte.

Les formes latentes se rencontrent souvent chez des malades dont l'organisme est touché profondément ou intéressent des appareils vitaux au premier chef : le système nerveux, le cœur, les vaisseaux, les glandes vasculaires sanguines. Ces cas réunissent au plus haut point les indications de l'ancien traitement de la syphilis.

Dans les observations citées, il a été toujours seul employé, à l'exclusion de l'arsénobenzol qui, de l'aveu même du professeur Ehrlich, est formellement contre-indiqué dans l'insuffisance hépatique, les lésions étendues de l'appareil circulatoire, les dégénérescences du système nerveux.

L'efficacité du traitement mercuriel et ioduré que personne ne conteste, n'a pas besoin d'être de nouveau affirmée, mais nous tenons à souligner ici la tolérance vraiment extraordinaire de l'organisme, même touché dans ses œuvres vives, pour les injections de sels solubles, leur puissance d'action sur des lésions réputées incurables, puissance qui semble devoir être proportionnelle, ainsi que les recherches du professeur Leduc l'ont montré, non pas à la concentration moléculaire des solutions, mais à leur concentration ionique, c'est-à-dire au degré de dissociation du sel employé.

Quel rôle joue la syphilis chez les malades dont nous venons de rappeler l'histoire ?... Evidemment, son rôle est majeur, incontestablement, les faits observés l'ont prouvé, elle représentait dans tous les cas cités la dominante étiologique. Mais sommes-nous en droit de conclure à la spécificité pure et simple de tous les faits observés ?... Nous ne le pensons pas. Si dans la plupart des cas, la syphilis a été toute la maladie, dans d'autres (psoriasis, tuberculose du sommet), elle a paru jouer seulement le rôle de terrain favorisant le développement d'une maladie banale dont elle gouvernait l'évolution.

Dans l'histoire du fait que nous rapportons, elle représente à la fois le terrain et la maladie évolutive. Cette histoire qui expose les phases successives de l'évolution de la syphilis chez un enfant, résume à nos yeux la marche de la syphilis latente, maladie infectieuse imprégnant peu à peu l'organisme tout entier, en se masquant tour à tour sous les aspects variés d'affections organiques spéciales, hautement différenciées.

Voici cette observation :

Cas de syphilis héréditaire tardive. — Le 28 février 1909, nous sommes appelé à examiner l'enfant J... petite fille âgée de 4 ans. Presque aussitôt après sa naissance, dans les jours qui suivirent, le médecin a constaté chez elle un hématome du sterno-mastoïdien droit qui a duré fort longtemps, puisqu'il est parfaitement visible sur une photographie de l'enfant, faite à l'âge de 6 mois. Jusqu'à l'âge de 20 mois, moment du sevrage, l'enfant n'a présenté aucun autre phénomène pathologique, elle parlait et marchait parfaitement bien et les photographies de cette époque la représentent avec toutes les apparences d'une santé parfaite.

Le premier symptôme présenté par l'enfant peu de temps après le sevrage, fut une perte progressive et complète de l'appétit sans phénomènes intestinaux. Elle pâlit, maigrit ; elle qui, autrefois, courait et jouait volontiers, renonça à ses jeux habituels, se disant aussitôt fatiguée. Des médecins consultés à ce moment-là pensèrent sans doute à la tuberculose et conseillèrent aux parents d'aller passer l'hiver avec l'enfant dans le midi. Elle fut soumise, à Cannes, à la cure marine et solaire, suivant les procédés habituellement en usage et continua à décliner progressivement.

Il est possible de suivre sur les photographies pieusement conservées par la famille les progrès du mal implacable qui conduisit l'enfant à l'athrepsie complète.

A mesure que la cachexie progressait, l'insuffisance des fonctions du tube digestif et des glandes annexes se marquait de plus en plus. Un médecin prononça alors le mot d'entérite.

On soumit l'enfant aux régimes les plus vantés, à la désinfection intestinale, aux bouillons de culture, aux différents laits fermentés, rien n'y fit. Elle fut promenée de ville en ville à la recherche du guérisseur qui trouverait pour elle la formule rapide et complète du retour à la santé. En désespoir de cause, ses parents eurent l'idée de conduire leur enfant à l'étranger, dans un de ces établissements à renommée mondiale qui suren des premiers, organiser savamment la cure de régime. Le diagnostic fu porté là de tuberculose à marche lente, à pronostic désespéré. Ce douloureux pèlerinage de climat en climat, de médecin en médecin, dura deux longues années au bout desquelles nous fûmes appelé à voir l'enfant.

Elle présentait alors la parfaite image de l'enfant athrepsique, sa taille était celle d'un enfant d'un an. Les organes, annexes des téguments, étaient profondément lésés, les cheveux avaient disparu, les ongles étaient décollés à leur base et latéralement par du pus.

La plupart des dents étaient détruites. Les rares incisives qui restaient étaient crénelées, irrégulières, et présentaient de larges érosions latérales en forme de cupules. Le ventre était ballonné, le foie paraissait normal comme volume, les selles striées, irrégulières, assez colorées, très fétides ; les urines ne renfermaient pas d'albumine ; le cœur était normal comme volume et fonctionnement, l'appareil pulmonaire absolument intact.

On ne trouvait nulle part aucune adénopathie. (Nous dirons plus loin dans quelles circonstances les premières adénopathies apparurent.)

Deux phénomènes pourtant tranchaient vivement sur ce tableau lamentable : un œdème considérable de la face et des membres inférieurs, œdème blanc, élastique, donnant à la face l'expression lunaire caractéristique et un état d'insuffisance intellectuelle très marquée. L'enfant, fort désagréable, poussait continuellement des cris rauques, elle qui disait autrefois couramment les mots usuels d'un enfant de son âge, n'en avait retenu qu'un seul : le mot non.

Une idée nous vint alors que nous résolûmes d'étudier, lorsque nous nous serions rendu compte du rôle que pouvait jouer dans l'état de l'enfant, l'entérite qui, suivant les parents, constituait toute la maladie.

La diète hydrique, la désinfection intestinale, les lavages, le régime furent institués sans le moindre succès. Il paraissait désormais certain que les troubles digestifs n'étaient que l'expression locale de l'insuffisance organique générale.

Bien que l'idée de spécificité nous eût tout d'abord frappé l'esprit, du fait des altérations dentaires et unguéales, la notion de cachexie thyroïdienne s'était imposée fortement à nous en raison des antécédents (hématome du sterno-mastoïdien), du mode de début (cachexie progressive débutant au moment du sevrage), des œdèmes, particulièrement des troubles de la voix et de l'intelligence. Après nouvel examen des urines et tout en les surveillant, nous instituâmes donc l'opothérapie thyroïdienne par l'administration de corps thyroïde frais de mouton, à la dose de six grammes par jour. Le résultat fut rapide, impressionnant et incomplet. Les œdèmes disparurent, les cheveux commencèrent à repousser, l'intelligence de l'enfant s'éveilla, elle recommença à dire quelques mots, à appeler ses parents, à s'intéresser à ses jouets, sa voix redevint claire et nette, sa température rectale passa de 35º,8 à 36º,5, 37º, 37º,2, mais l'appétit ne reparut pas.

· Nous revînmes à notre première impression et nous administrâmes à l'intérieur la liqueur de Van Swieten sans alcool, à la dose progressivement atteinte de 80 gouttes par jour. Dès le troisième jour, le traitement spécifique parut compléter les effets vraiment remarquables de l'opothérapie thyroïdienne.

L'enfant présenta pendant une semaine un appétit régulier qu'elle n'avait pas eu depuis deux années, mais au dixième jour, la diarrhée apparut, le foie augmenta de volume et nous fûmes obligés de suspendre le traitement.

Cette première atteinte du foie marqua le début d'une longue période où les altérations hépatiques dominèrent la scène clinique, alternant avec les altérations des glandes surrénales et des reins.

Du côté du foie, nous eûmes le tableau de la cirrhose hypertrophique, sans ictère, avec ascite : gros foie dur, œdème malléolaire en forme de jambière dépressible, gardant l'empreinte du doigt, ascite considérable. L'épanchement fut si abondant que de cet abdomen comparable à celui d'un enfant d'un an, nous tirâmes, à trois reprises différentes, en juillet et en septembre, jusqu'à 2 litres de liquide.

Les altérations rénales se marquèrent peu à peu par l'apparition d'une petite quantité d'albumine, par la fréquence des mictions nocturnes, par de l'œdème léger des paupières. Le purpura, les hémorragies sous-cutanées spontanées ou se produisant au moindre contact, les crises de tachycardie paroxystiques nous firent soupçonner l'atteinte des surrénales.

Fait remarquable, il y avait entre ces lésions, une sorte de suppléance, chacune dominait la scène à son tour, alors que l'autre s'effaçait.

Dès lors, notre conviction était faite. Quelle pouvait être cette maladie mystérieuse touchant tour à tour les appareils organiques et, avec prédilection, les glandes vasculaires sanguines ? L'absence d'adénopathie, l'intégrité du poumon et de l'appareil respiratoire, la résistance remarquable et longue de cet organisme atteint de toutes parts, nous faisaient rejeter l'idée de tuberculose.

La syphilis héréditaire tardive à forme anormale s'imposait au contraire fortement à notre esprit.

Le traitement fut par nous dirigé d'après cette notion causale, quoique la recherche des antécédents chez les générateurs fût des plus difficiles et complexe. Le calomel à doses fractionnées, administré deux à trois jours par semaine, combiné au régime lacté et à la cure hydrominérale (Carlsbad et Vichy) constitua le traitement des crises hépatiques. Quand le rein dominait la scène, nous avions recours aux frictions ; lorsque les phénomènes d'insuffisance surrénale étaient dominants, nous employions l'opothérapie, suivie à quelque distance de l'administration de très petites doses de digitaline.

Concurremment avec le traitement du foie et du rein, nous employâmes aussi l'opothérapie, d'autant que l'insuffisance de ces deux glandes nous était révélée soit par la réaction du sublimé acétique qui montrait l'extrême pauvreté des selles en bile, soit par des troubles dyspnéiques.

Le résultat fut concluant. Le foie revint peu à peu à l'état normal, l'ascite ne se reforma plus, la bile reparut dans les selles, la diurèse se régularisa, les hémorragies cutanées et sous-cutanées diminuèrent de fréquence et d'étendue et ne reparurent pas une seule fois pendant le reste de la vie de l'enfant (*13 mois*).

L'enfant prit du poids, conserva un appétit moyen, les cheveux repoussèrent, les altérations unguéales se cicatrisèrent définitivement. L'intelligence éveillée, l'enfant s'intéressa désormais à tout ce qui l'entourait et aux jeux d'un enfant de son âge.

Bientôt cependant d'autres manifestations apparurent qui confirmèrent le diagnostic porté.

Déjà, au moment de la première crise hépatique, une éruption de grosses vésico-pustules irrégulières, à groupement du type herpès, s'était dessinée dans la région sous-ombilicale, les vésicules avaient éclaté, donnant issue à un liquide louche, et avaient laissé des cicatrices indélébiles, à fond blanc, cerclées de bistre. C'est après l'ouverture de ces vésico-pustules qu'avaient apparu des adénopathies inguinales bilatérales.

Puis, confirmant une fois de plus la loi des alternances morbides, à la relative intégrité du foie et du rein, succédèrent deux manifestations capitales au point de vue de la nature de la maladie : l'hydrocéphalie et la pseudo-paralysie de Parrot.

Le front se développa en avant, les sutures s'écartèrent, découvrant la fontanelle antérieure, animée de battements ; les deux pieds tombèrent en avant, et en peu de temps, l'équinisme fut complet et bilatéral. Il était facile de se rendre compte que cette déformation était la conséquence de la disjonction épiphysaire des extrémités tibiales inférieures gonflées et douloureuses.

Nous proposâmes alors, étant données l'intégrité relative du foie et la perméabilité suffisante du rein, de recourir aux injections de sels solubles de Hg. Les parents s'y refusèrent ; il fallut une manifestation menaçant immédiatement la vie, survenue deux mois plus tard pour les y décider.

En attendant, nous recourûmes aux frictions d'onguent mercuriel double à la dose de 2 grammes « pro die » ; après chaque série de dix injections, la circonférence occipito-frontale diminuait de 12 à 20 millimètres ; l'amélioration des phénomènes pseudo-paralytiques fut nette aussi, mais moins marquée.

L'état de l'enfant se maintint ainsi jusqu'au 20 juin 1910, moment où apparurent des phénomènes d'une excessive gravité.

Brusquement, l'enfant fut prise de tachycardie, d'agitation, de délire, sans élévation thermique. En même temps, un souffle diastolique apparut à l'aorte, souffle rude, se propageant dans la direction du tronc brachio-céphalique. En trois jours, le volume de l'aorte augmenta rapidement, déformant en avant la poignée sternale qu'elle débordait nettement en haut et à droite.

Devant l'imminence du danger, les parents acceptèrent les injections de sels solubles.

Nous fîmes dix injections de bi-iodure d'hydrargyre, espacées chacune de 48 heures, en 20 jours, les deux premières à 2 milligrammes, les huit autres à 5 milligrammes. Dès la deuxième injection, le délire et la tachycardie avaient disparu, à la quatrième le souffle avait notablement diminué. A la dixième, tous les phénomènes aortiques et la déformation sternale n'existaient plus. Les épiphyses tibiales inférieures diminuèrent de volume et parurent se resouder, l'enfant put relever elle-même facilement ses pieds.

Elle était même en si bon état que nous l'envoyâmes passer tout le mois d'août 1910 sur une des plages de l'embouchure de la Loire. Le climat marin qui n'avait en rien à lui seul modifié les accidents du début, se comporta comme un tonique puissant.

L'enfant revint dans un état aussi satisfaisant que possible.

Nous exposâmes alors aux parents qu'après tous ces événements la démonstration de la nature de la maladie paraissant faite à nos yeux, il nous semblait nécessaire de faire appel à un médecin dont l'autorité fût reconnue, à la fois pour contrôler notre diagnostic et pour établir avec précision la cause première de la maladie, fait capital, tant pour leur enfant que pour eux-mêmes et leur descendance future. M. le Dr Brocq voulut bien répondre à notre appel. Il confirma notre diagnostic pour l'enfant et établit la notion d'hérédité paternelle, le père présentant une plaque dépapillée et lisse de la région médiane de la langue, le signe d'Argyll-Robertson, le signe de Romberg, une abolition complète des réflexes rotuliens.

Nous résolûmes, sur les conseils de notre maître, de traiter parallèlement l'enfant et les parents, ceux-ci par des injections de sels solubles, l'enfant par des injections semblables, proportionnées à son âge, toutes les fois que l'intégrité du foie et des reins le permettrait, remplaçant les injections par les frictions quand le rein serait en cause ou par le calomel à doses fractionnées quand le foie dominerait la scène.

M. Brocq nous conseilla en même temps de faire suivre à l'enfant un traitement opothérapique approprié aux lésions organiques dominantes.

Les deux derniers mois de 1910 et les quatre premiers mois de 1911 se passèrent dans des conditions assez favorables, mais il nous fut impossible d'appliquer pendant ce temps le traitement par injections, les lésions hépatiques et rénales ayant reparu, quoique beaucoup plus atténuées, et dominant tour à tour la scène.

Au mois d'avril 1911, des fractures spontanées juxta-épiphysaires apparurent (extrémité inférieure du fémur gauche, extrémité inférieure du radius gauche, extrémité interne de la clavicule gauche).

Parallèlement au développement de ces lésions, l'état viscéral s'améliora et il nous fut possible, au mois de mai 1911, d'appliquer le traitement par injections. Dix injections de bi-iodure d'hydrargyre à 5 milligrammes furent faites, la dernière le 19 mai.

Sous leur influence, l'état de l'enfant s'améliora rapidement, l'appétit et le sommeil reparurent, elle prit 2 kilogrammes de poids, les déformations osseuses s'atténuèrent, il fut facile de les réduire sans douleur. Au commencement de juin, elle présentait une amélioration si marquée que nous résolûmes de lui faire en juillet une seconde série d'injections, puis de la renvoyer pendant deux mois à la mer.

Malheureusement, l'enfant fut prise subitement le 9 juin de diarrhée cholériforme, probablement à la suite de l'ingestion de fruits de mauvaise qualité due à la négligence d'une domestique et succomba en trois jours, le 12 juin, au milieu de phénomènes rappelant le choléra infantile.

Nul ne peut prévoir l'avenir, mais il est permis de penser que sans cet accident banal (qui emporta à cette époque, sous l'influence du premier coup de chaleur, plusieurs enfants débiles) notre petite malade eût pu survivre et se développer, grâce au traitement qui l'avait arrachée à la mort et avait transformé ce misérable déchet social en être vivant et pensant.

Conclusions

On peut tenter d'expliquer le développement tardif de l'infection chez notre petite malade par l'immunité passagère que lui aurait conférée l'allaitement maternel, exclusif jusqu'à huit mois. — A l'appui de cette hypothèse, nous pouvons citer un autre fait d'observation. Il y a six ans, au cours d'une épidémie de rougeole, la maladie épargna, seul, parmi tous les enfants d'une même famille un bébé de huit mois, débile, allaité par une nourrice mercenaire, elle-même fortement atteinte.

Malgré le désir des parents, nous avions obtenu que l'allaitement ne fût pas interrompu un seul jour, persuadé que c'était là le seul moyen en notre pouvoir d'empêcher, chez cet enfant forcément infecté par son entourage, le développement d'une maladie à laquelle il eût presque sûrement succombé.

Quelle que soit la valeur de cette hypothèse, car nous ne pouvons pas nous vanter de connaître parfaitement le mécanisme de l'immunité, ni les conditions de la vie latente (pourtant indéniable) des spirilles, il semble infiniment probable que l'apparition des accidents a été déterminée, dans ce cas, par l'insuffisance thyroïdienne, rendue manifeste, suivant la règle ordinaire, dès la cessation du régime lacté absolu.

L'observation démontre nettement, d'ailleurs, l'influence des lésions des glandes endocrines sur le cours de la maladie. Nous avons manié avec succès, non seulement l'extrait thyroïdien, mais aussi l'adrénaline, l'extrait d'hypophyse, les extraits de rein et de foie ; l'efficacité des traitements spécifique et opothérapique parallèlement conduits, a été des plus nettes.

Les glandes vasculaires sanguines doivent être fréquemment touchées au cours de la syphilis dans laquelle l'infection générale du sang semble démontrée par la fréquence de l'altération du cœur et des vaisseaux, l'infiltration périvasculaire et la présence dans le sérum d'un anticorps spécifique.

Si, dans les états que l'on dénomme aujourd'hui : syndromes pluri-glandulaires, l'opothérapie combinée ne fournit souvent que des résultats imparfaits, c'est que les lésions des glandes sont gouvernées par une infection qui peut être lointaine et atténuée.

Nous suivons depuis longtemps un enfant chez lequel la syphilis héréditaire est indéniable ; il en présente les stigmates, il a été conçu d'ailleurs en pleine infection des générateurs. C'est en combinant, comme dans l'observation précédente, les deux traitements que nous arrivons à assurer peu à peu le développement de cet enfant.

Chez un autre sujet que nous avons suivi avec M. Brocq, il semble bien que l'on doive incriminer une syphilis de troisième génération.

Chez deux autres sujets, au contraire, nous pensons qu'une tuberculose atténuée doit être la cause des altérations glandulaires. Fortement suspecte chez un des générateurs (la mère), elle se marque chez les deux enfants par une polymicro-adénopathie et, dans ce cas, c'est à l'action des climats, à l'hygiène générale rigoureuse, que nous devrons demander le complément d'action de l'opothérapie.

Les constatations faites au cours d'une autre observation nous ont permis d'entrevoir la relation possible, dans certains cas, entre des altérations surrénales légères et les syphilides pigmentaires, lésions de nature inconnue jusqu'alors.

Deux autres faits sont dignes de remarques, au cours de cette longue histoire ; la résistance singulière de cet organisme, livré sans défense pendant plus de deux ans à une maladie redoutable, et le polymorphisme de la syphilis. Cette variété extrême de formes se retrouve, d'ailleurs, dans les autres observations.

Si, dans ce dernier cas, la maladie spécifique s'est masquée tour à tour sous les apparences de maladies spéciales nettement différenciées (cachexie thyroïdienne, insuffisances pluriglandulaires, anévrysme aortique, rachitisme avec fractures spontanées), dans les autres, c'est sous la forme d'une maladie vulgaire qu'elle est apparue à nos yeux. Quoi de plus banal en apparence qu'un mal de Pott, un ramollissement d'un sommet pulmonaire, une lésion valvulaire grave, une insuffisance chronique du cœur et des reins ? L'examen patient et complet du malade, le traitement nous ont cependant révélé derrière ces formes banales, la nature réelle du mal.

Les réflexions que suggèrent ces faits dépassent la portée de cette simple étude. Il est permis de considérer que l'expression des réactions de défense ou des états de déchéance de l'organisme, pourtant si riche de variétés, ne l'est pas toujours au point de permettre de reconnaître, d'après les formes morbides, les causes pathogéniques.

N'est-on pas conduit à penser, ainsi que M. Brocq l'a démontré pour le psoriasis, que certaines entités morbides ne sont que des syndromes, pouvant exprimer des états pathologiques différents ?

La recherche des causes pathogéniques doit primer pour le médecin la détermination des formes.

Nécessaire dans tous les cas possibles, elle s'impose comme indispensable à l'esprit qui considère l'extrême diffusion de la syphilis, la proportion très grande des cas non traités, les ravages d'une maladie dont les déguisements, suivant l'expression d'Yvaren, « égalent presque en nombre les espèces de nos cadres nosologiques », que l'on retrouve avec une grande fréquence à l'origine des maux qui déciment l'espèce humaine et qui, suivant l'expression de Joseph de Maistre, « agit sur le possible, tue ce qui n'existe point encore, et ne cesse de veiller sur les sources de la vie pour les appauvrir et les souiller ».

Avons-nous le droit de conclure en disant que nous avons trouvé dans l'étude des cas cités précédemment des signes toujours les mêmes, d'une netteté indiscutable, permettant de découvrir la syphilis à travers ses formes anormales et de faciliter ainsi la recherche des causes pathogéniques ?...

Certes, nous avons remarqué comme tous les observateurs la longue tolérance de l'organisme pour la syphilis, la disproportion entre les lésions existantes et les signes accusés par le malade, surtout les symptômes douloureux, l'absence d'étiologie connue ou avouée chez des sujets atteints d'altérations organiques profondes. Mais de signes

pathognomoniques, nous n'en avons pas trouvé en dehors
du traitement d'épreuve, et cette absence de symptômes
majeurs explique, mieux que toutes les raisons, la fréquence des formes latentes et larvées de l'infection syphilitique.

C'est ce que nous disions un jour à un de nos amis,
esprit fort distingué, avec lequel nous nous entretenions
de la question des syphilis cardiaques si méconnues et si
curables. « Enfin, nous dit-il, quels sont les signes qui
permettent de reconnaître les altérations syphilitiques du
cœur? — Certains symptômes permettent d'y penser, lui
répondîmes-nous, et en particulier la coexistence de
lésions aortiques et les signes qui dénotent parfois l'altération profonde du myocarde (asystolie sans lésions orificielles) chez un sujet jeune, la bradycardie. Mais de
signes pathognomoniques, il n'y en a point. »

En examinant complètement les malades, on trouve
parfois un signe, ou un ensemble de signes qui aiguillent
le diagnostic dans une direction déterminée : dans un cas,
ce fut le signe d'Argyll Robertson et l'abolition des
réflexes rotuliens; un autre nous présenta une plaque de
leucoplasie linguale symétrique à une cicatrice ; ailleurs
ce fut un sarcocèle syphilitique qui nous mit sur la voie
du diagnostic. Enfin, l'instinct clinique ne permet guère
d'admettre qu'il soit possible que d'énormes lésions organiques puissent se développer sans causes. Quand on ne
trouve dans le passé d'un malade, ni rhumatisme articulaire aigu, ni maladie infectieuse d'aucune sorte, que ce
malade est de bonne foi, que son examen ne révèle rien,
la pensée se porte tout naturellement vers la plus discrète
des infections, celle qui peut le mieux passer inaperçue,
l'infection syphilitique.

TABLE

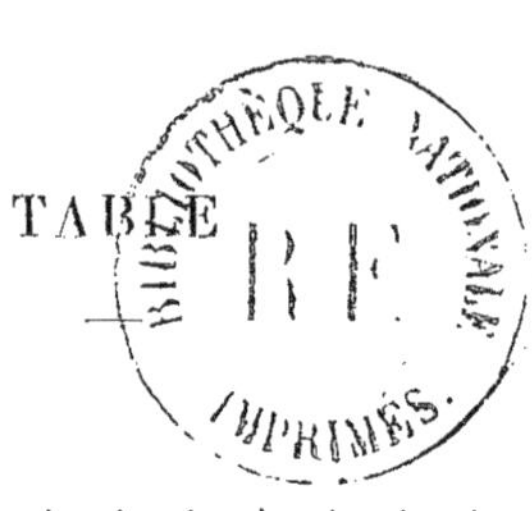

ÉVREUX, IMPRIMERIE CH. HÉRISSEY, PAUL HÉRISSEY, SUCCᵣ

LES
SYPHILIS LATENTES

Études cliniques

PAR

LE DOCTEUR HENRI PIED

PARIS

A. MALOINE, Éditeur

25-27, Rue de l'École-de-Médecine, 25-27

1914